《运动医学影像诊断学》丛书

运动医学影像诊断学
髋关节分册

丛书主编　程敬亮　袁慧书　程晓光

主　　编　程晓光　于爱红

科学出版社

北　京

内 容 简 介

运动医学专业的临床诊疗很大程度上依赖影像学，尤其是运用磁共振检查进行精准的术前术后评估。本书共分6章，内容涉及髋关节解剖与影像学检查方法、髋关节累及骨及软骨的病变、累及肌肉及肌腱的病变、滑囊病变等。纳入的疾病既有常见的运动损伤，如肌肉拉伤、滑囊炎等；也有以往发病较少、认识不足的病变，如髋关节盂唇损伤、髋关节及髋周撞击等。本书还收录了大量的髋关节正常MR解剖对照图谱、典型疾病等图片，实用性强。

本书可为影像科、骨科、运动医学科、康复科、疼痛科等专业的医生认识、掌握髋关节运动损伤影像诊断提供有价值的帮助。

图书在版编目（CIP）数据

运动医学影像诊断学. 髋关节分册 / 程晓光，于爱红主编. —北京：科学出版社，2021.5

ISBN 978-7-03-068482-0

Ⅰ.①运… Ⅱ.①程…②于… Ⅲ.①运动医学－影像诊断②髋关节－关节疾病－影像诊断 Ⅳ.① R87 ② R684

中国版本图书馆 CIP 数据核字（2021）第 053772 号

责任编辑：高玉婷 郭 威 / 责任校对：郭瑞芝
责任印制：赵 博 / 封面设计：吴朝洪

科 学 出 版 社 出版
北京东黄城根北街 16 号
邮政编码：100717
http://www.sciencep.com
北京捷迅佳彩印刷有限公司印刷
科学出版社发行 各地新华书店经销

*

2021 年 5 月第 一 版 开本：889×1194 1/16
2024 年 5 月第五次印刷 印张：9
字数：290 000
定价：110.00 元
（如有印装质量问题，我社负责调换）

丛书编者名单

丛 书 主 编　程敬亮　郑州大学第一附属医院

　　　　　　　袁慧书　北京大学第三医院

　　　　　　　程晓光　北京积水潭医院

丛书副主编　（按姓氏笔画排序）

　　　　　　　于爱红　北京积水潭医院

　　　　　　　李绍林　中山大学附属第五医院

　　　　　　　何　波　昆明医科大学第一附属医院

　　　　　　　郎　宁　北京大学第三医院

　　　　　　　姚伟武　上海交通大学医学院附属同仁医院

　　　　　　　龚向阳　浙江省人民医院

　　　　　　　曾献军　南昌大学第一附属医院

主 编 程晓光 于爱红

副主编 马立恒 周 全 王 植 闫 东

编 者 （按姓氏笔画排序）

于爱红 北京积水潭医院

马立恒 广东药科大学附属第一医院

王 植 天津医院

王晓亮 天津医院

王雪松 北京积水潭医院

过 哲 北京积水潭医院

齐 扬 天津医院

闫 东 北京积水潭医院

朱 珊 天津医院

李红林 南方医科大学第三附属医院

李琼华 广东药科大学附属第一医院

杨清华 广东药科大学附属第一医院

张灵艳 南方医科大学第三附属医院

陈焱君 南方医科大学第三附属医院

周 全 南方医科大学第三附属医院

孟祥虹 天津医院

赵 曼 广东药科大学附属第一医院

赵银霞 南方医科大学第三附属医院

董潇蔓 天津医院

程晓光 北京积水潭医院

蔡 琳 天津医院

管雪琴 南方医科大学第三附属医院

随着广大人民生活水平的提高，热衷于体育运动的人越来越多，由此产生的运动损伤也相应增多，多方面的因素造成了由于运动创伤来就诊的患者不断增多的现象，运动创伤影像诊断就显得尤为重要。与此同时，人们对生活质量的要求不断变高，更加关注生活中的急性或慢性累积性损伤，中华医学会放射学分会和中国医师协会放射医师分会的骨关节影像专家在全国进行运动创伤的学术交流和病例分享时受到了国内众多影像同道的肯定，很多同道热切期盼能把这些临床经验在全国范围内分享，这也是我们决定撰写这套丛书的最初动力。经过一年多的筹划、撰写、审稿，《运动医学影像诊断学》丛书终于跟读者见面了，本书的编者主要是中华医学会放射学分会骨关节学组和中国医师协会放射医师分会肌骨学组的专家，他们多年从事骨关节系统影像诊断工作，有着丰富的理论知识和临床经验，所在的医院也都有大量的运动创伤病例，为本书的编写奠定了坚实基础。各位专家将这些经验进行总结，病例资料汇集成册，奉献给读者，力求通过这套丛书使读者对运动医学相关的影像诊断有更深入的认识，对日后的生活和工作有所帮助。

丛书分为肩肘关节、髋关节、膝关节、足踝关节四个分册，内容涉及解剖与影像学检查方法、关节各附属结构损伤等，分别阐述疾病的病因、临床表现、分类和分级、影像学表现及临床治疗等。本书一大特色是加入了临床查体部分，有助于影像医师更深入地了解运动创伤，影像诊断阐述得非常详细，辅以清晰病例图像，对于临床医师来说，具有一定的参考作用。各分册既保持体例上的一致性，也有分册各自的特色。本书可为影像科、骨科、运动医学科、康复科、疼痛科等专业的医师提供帮助，具有较高的医学价值。

感谢所有编者的辛勤付出，认真查阅文献、撰写书稿、确定适合病例，并结合自身积累的丰富临床经验，以饱满的热情投入写书工作。丛书编写期间正值新型冠状病毒肺炎疫情期间，各位编者在抗击疫情繁重的临床工作之余，按时保质地完成撰写工作，实属不易。还要感谢科学出版社的编辑，感谢所有愿意提供本书内病例图片的患者们。

尽管编者们竭尽全力进行编写，并经过数次讨论修订，但水平有限，不当之处在所难免，敬请同道们批评指正。

程敬亮　郑州大学第一附属医院
袁慧书　北京大学第三医院
程晓光　北京积水潭医院
2020年12月

近年来，随着人民生活水平的提高、健康意识的增强，参加体育运动的人日渐增多，业余体育运动和竞技体育产生的运动损伤越来越多。同时，随着中国骨科事业的发展，作为其亚学科的运动损伤与关节镜外科发展突飞猛进，大量运动损伤患者亟须精准诊疗。运动医学专业的临床诊疗很大程度上依赖影像学，尤其是运用磁共振检查进行精准的术前术后评估。

袁慧书教授、程晓光教授组织中华医学会放射学分会骨关节学组和中国医师协会放射医师分会肌骨学组的专家，联合编撰《运动医学影像诊断学》丛书，这是一项对中国运动医学发展有意义的工作。本书为髋关节分册。髋关节是人体的主要承重关节，运动时直接、间接或疲劳性损伤都可导致髋关节出现疼痛、活动受限等症状，甚至更严重的症状。髋关节运动损伤所涉疾病以往受关注较少、认识不足，对临床医师及影像科医师都是难点。

本书共分为6章，第1章介绍了髋关节解剖与影像学检查方法，第2~6章详细阐述了髋关节累及骨及软骨的病变、累及肌肉及肌腱的病变、滑囊病变、髋关节及髋周撞击、累及神经的病变。既有常见的运动损伤，如肌肉拉伤、滑囊炎等；也有以往发病较少、认识不足的病变，如髋关节盂唇损伤、髋关节及髋周撞击等。本书收录了大量髋关节正常MR解剖对照图谱、典型疾病等图片，可为影像科、骨科、运动医学科等专业的医师认识、掌握髋关节运动损伤影像诊断提供帮助。

感谢马立恒主任、周全主任、王植主任、闫东主任及所有参编人员对本书编写的大力支持；同时也感谢本书内所有图片的提供者。

本书经历数次讨论修订，但不足之处在所难免，敬请同道们批评指正。

程晓光　于爱红

2021年5月

目 录

解剖与影像学检查方法

第一节 髋关节解剖

髋关节属于球窝关节，具有相对稳定的骨性结构，由髋臼和股骨头构成，并由坚韧的关节囊、韧带及强大的肌群保护。髋关节的主要功能是负重，同时能做前屈、后伸、内收、外展、内旋、外旋和旋转运动。

一、髋关节的大体解剖

（一）髋关节的骨及软骨结构

1. 髋臼　由髂骨、坐骨和耻骨三部分构成，出生时三部分由Y形软骨分开（图1-1-1），13～16岁时相继融合成一体（图1-1-2）。髋臼呈半球形杯状凹陷，分为中央区和周围区（图1-1-2）。中央区为髋臼窝，无关节软骨覆盖，骨质较薄，容易发生骨折并髋关节中心脱位，窝内为纤维脂肪组织填充，股骨头圆韧带亦位于其中，周围区为月状面及髋臼切迹，月状面被覆关节软骨，表面光滑，髋臼切迹为髋臼下部骨缘凹陷形成，由髋臼横韧带覆盖，两者间形成髋臼孔，有血管通过。

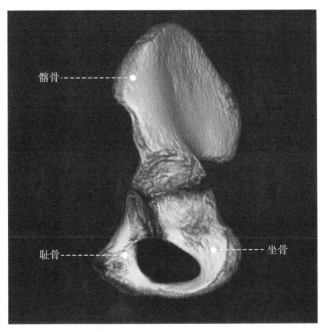

图1-1-1　10岁男孩的髋臼

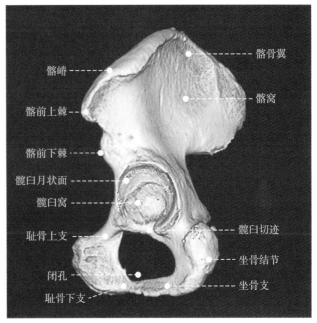

图1-1-2　成年髋臼

2. 髋臼盂唇　髋臼盂唇是髋臼月状面和髋臼横韧带周缘附着的U形纤维软骨环（图1-1-3），使髋臼深度增加21%、表面积增大22%，覆盖股骨头170°范围，辅助维持股骨头位置。髋臼盂唇具有减震、润滑关节和压力分配器的作用，通过分散载荷和保持密封来减少关节面接触应力，防止股骨头与髋臼关节软骨直接接触。如果没有髋臼盂唇，关节软骨的接触应力会增加92%，导致髋关节不稳和早期关节退变。髋臼盂

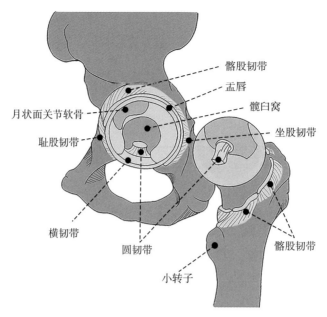

图1-1-3　髋臼盂唇

唇的U形纤维软骨环主要由较厚的、平行于髋臼缘的Ⅰ型胶原纤维束构成,伴散在的、与平行纤维束呈斜行相交的纤维。髋臼盂唇血管化较差,除基底部外侧1/3有血液供应外,其余部分无血管分布,因此,其自我修复能力有限。髋臼盂唇有丰富的传入神经,能提供本体感受的反馈,受到严重损伤时能够感知疼痛。Blankenbaker等用钟面定位髋臼盂唇的撕裂,称为"布兰肯贝克系统"(the Blankenbaker system)(图1-1-4)。

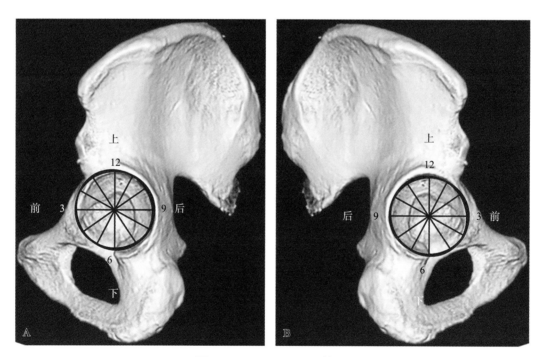

图1-1-4　Blankenbaker钟面

定位髋臼盂唇撕裂:3点钟为前,9点钟为后,12点钟为上,6点钟为下(A、B图髋臼定位方法相同)

　　3.股骨头　呈球形,为直径4～5cm球体的2/3大小。中央稍下方内凹为股骨头凹。除股骨头凹外,均由关节软骨覆盖。股骨颈为股骨头下细长的部分,直径约为股骨头的3/4,中段最细,向外下方移行于股骨大粗隆(大转子),内下方移行于股骨小粗隆(小转子),两者之间为股骨粗隆间,前部为转子间线,后部为转子间嵴。

4.髋关节软骨 髋臼月状面被覆关节软骨，髋臼软骨的厚度从髋臼的内侧向外侧逐渐增厚，最厚部分位于中央区上方和前方（图1-1-5）。除股骨头凹外，股骨头均为关节软骨覆盖，股骨头中央区软骨面最厚处约3mm，向后、向上变薄，后边缘和下边缘约0.5mm。关节软骨由软骨细胞和细胞外基质构成。细胞外基质主要由水、胶原蛋白、蛋白多糖组成。从软骨表面到软骨下骨，软骨细胞的形态和大小、胶原纤维的大小和排列方向、水和蛋白多糖的含量都不同，使关节软骨在组织学上表现为分层结构。

（二）髋关节囊及韧带

1.髋关节囊及关节囊韧带 关节囊和强大的关节囊韧带是稳定髋关节的另一个重要因素。髋关节囊坚韧致密，近端附着于髋臼边缘，远端在前面止于转子间线，后面止于转子间嵴上内侧约1.25cm，相当于股骨颈后部中外1/3交界处。关节囊由纵向纤维和横向纤维构成。横向纤维增厚形成轮匝带，围绕股骨颈，托住股骨头，防止股骨头向外脱出。由髋关节囊增厚形成的关节囊韧带

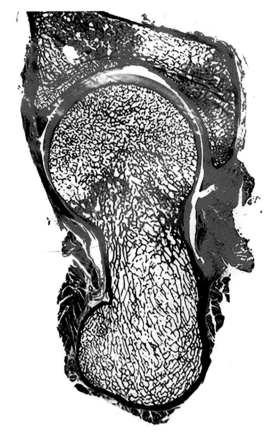

图1-1-5 髋关节软骨（致谢北京积水潭医院王云钊教授）

还包括前方的髂股韧带、内下方的耻股韧带及后方的坐股韧带（图1-1-6）。髂股韧带是人体强有力的韧带之一，起于髂前下棘，向下分为两束呈"人"字形行经关节囊前方，上束附着于转子间线上方，下束附着于转子间线下方，主要作用是加强前关节囊，限制大腿过伸。耻股韧带由耻骨上支向外下走行于关节囊前下壁，与髂股韧带的深部融合，加强关节囊的前下方，可限制大腿的外展及外旋运动。坐股韧带加强后方

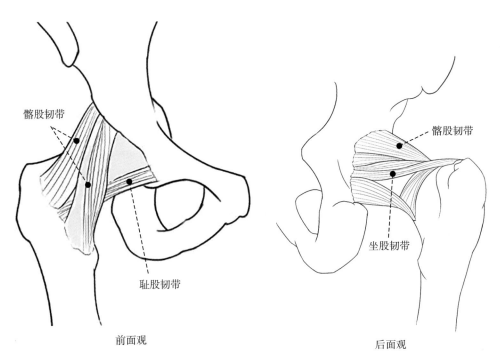

图1-1-6 髋关节囊及关节囊韧带

关节囊，起自坐骨体，斜向外上与关节囊融合，附着于大转子根部，限制大腿的内旋运动。另外，关节囊内衬滑膜在关节囊附着处随其外的纵向纤维折返增厚形成支持韧带，又称为Weitbrecht支持带，位于股骨颈的上（外侧）、下（内侧）及前方。内侧及外侧股动脉分支在股骨颈基底部进入关节囊内，其进一步分支沿支持带进入股骨颈和股骨头，称为支持带动脉。支持带动脉是股骨头的供血动脉，股骨颈骨折可累及支持带而损伤支持带动脉。

2.髋关节囊内韧带　髋关节囊内有髋臼横韧带、股骨头圆韧带（图1-1-7）。髋臼横韧带在髋臼内下方桥接髋臼切迹，外侧连结髋臼盂唇的纤维软骨，使髋臼缘形成一个完整的环形结构。股骨头圆韧带为髋关节囊内扁平的三角形纤维带，起于髋臼下缘的髋臼横韧带，分两束（小束）分别附着于髋臼切迹的坐骨侧及耻骨侧骨膜，尖部连结股骨头凹。股骨头圆韧带为滑膜包裹，内有营养股骨头及髋臼的髋臼动脉（起自闭孔内动脉后支的前支）走行，对股骨头起弹性垫的作用。股骨头圆韧带在髋关节外旋时紧张，内旋时松弛，其功能可能与膝关节前交叉韧带相似。先天性髋关节发育不良的患者圆韧带可能增厚、肥大或延长。有些患者可有先天性股骨头圆韧带缺如。

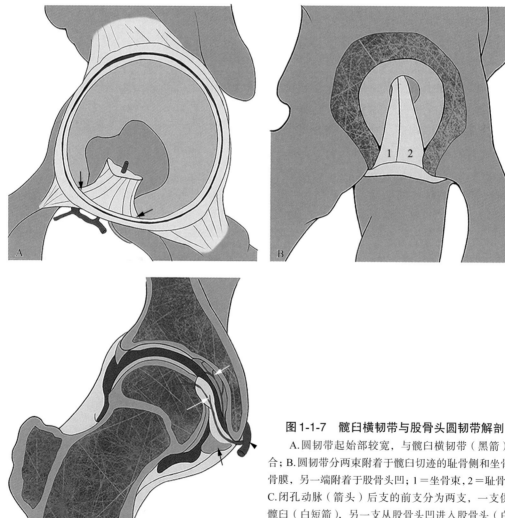

图1-1-7　髋臼横韧带与股骨头圆韧带解剖

A.圆韧带起始部较宽，与髋臼横韧带（黑箭）融合；B.圆韧带分两束附着于髋臼切迹的耻骨侧和坐骨侧骨膜，另一端附着于股骨头凹；1＝坐骨束，2＝耻骨束；C.闭孔动脉（箭头）后支的前支分为两支，一支供应髋臼（白短箭），另一支从股骨头凹进入股骨头（白长箭），黑箭为横韧带

（三）髋关节周围的肌肉及肌腱

髋关节周围强大的肌群是维持髋关节稳定的重要动力因素。肌肉两端缩窄移行于肌腱，以肌腱为起止点附着于骨。运动性损伤可以导致肌腱撕裂或合并肌腱起止点的撕脱骨折。由于髋关节和膝关节运动的协

同性，髋关节周围还有大腿肌附着，见图1-1-8～图1-1-11。

1.髋肌　分布在髋关节周围，起自骨盆的内面和外面，跨过髋关节，止于股骨上部，主要起运动髋关节的作用，根据部位及功能分为前群和后群两部分。

（1）前群：由髂腰肌和阔筋膜张肌构成。髂腰肌由髂肌和腰大肌组成，髂肌起自髂窝，腰大肌起自腰椎椎体侧面和横突，两肌向下汇合形成髂腰肌肌腱复合体，附着于股骨小粗隆，两个肌腱间可见脂肪组织分隔，主要功能是使髋关节前屈或外旋，下肢固定时可使躯干前屈。阔筋膜张肌起自髂前上棘，向下移行于髂胫束，主要功能是紧张阔筋膜并屈曲髋关节。髂胫束由致密而坚韧的结缔组织构成，上方起自髂结节（髂嵴外唇），下方止于胫骨外侧髁。前部纤维为阔筋膜张肌的腱膜，分为浅、深两层，分别位于扩筋膜张肌的浅面和深面，后部纤维为臀大肌腱膜的延续。因此，可以认为，髂胫束是阔筋膜张肌与臀大肌的联合腱。

（2）后群：主要分为臀部肌群（表层）和回旋肌群（深层）。

1）臀部肌群：由表层至深层依次为臀大肌、臀中肌、臀小肌。臀大肌起自髂骨翼外侧、骶骨和尾骨背侧，止于髂胫束、股骨的臀肌粗隆，使髋关节后伸和外旋，下肢固定时能伸直躯干，防止躯干前倾。臀中肌起自髂骨翼外面和臀后线之间，臀小肌起自髂骨翼外面，两肌束向下集中形成外展肌腱，臀小肌肌腱附着于大粗隆的前面，臀中肌肌腱附着于大粗隆的外侧面，作用是使髋关节外展，前部肌束使髋关节内旋，后部肌束使髋关节外旋。

2）回旋肌群：位于臀大肌的深面，由连接骨盆及股骨的数条小肌肉组成，发挥外旋髋关节的作用。由上至下依次为梨状肌、上孖肌、闭孔内肌、下孖肌、股方肌和闭孔外肌，合称为外旋六肌。梨状肌位于臀中肌下方，起自骨盆内骶前孔的外侧，向外下走行，出坐骨大孔达臀部，止于股骨大转子尖端，收缩时使髋关节外展。梨状肌将坐骨大孔分成上、下两孔，梨状肌上孔有臀上神经、臀上动静脉走行，下孔有坐骨神经、股后皮神经、臀下神经、臀下动静脉、阴部神经、阴部内动静脉走行。坐骨神经与梨状肌下孔关系密切，易受压迫形成梨状肌综合征。股方肌位于髋关节后部，起自转子间嵴、止于坐骨结节，呈四边形。前有闭孔外肌，后有坐骨神经及腘绳肌肌腱起点，上有下孖肌，下有大收肌，主要功能是使髋关节外旋、内收。坐骨股骨间隙＜15mm时（正常＞20mm），容易造成股方肌受压、损伤，累及邻近肌腱及神

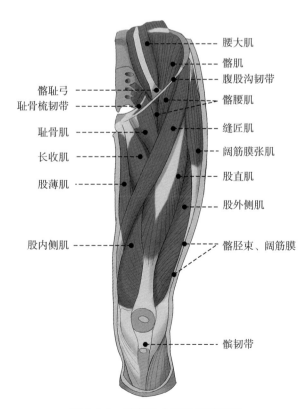

图1-1-8　髋部及大腿肌群前面观

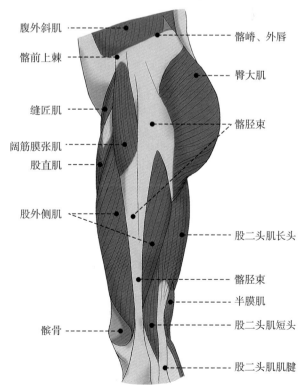

图1-1-9　髋部及大腿肌群外侧面观

经，引起坐骨－股骨撞击综合征。

2.大腿肌　分为前群、内侧群及后群。

（1）前群：由缝匠肌和股四头肌构成。缝匠肌扁平，位于大腿前内侧面浅层，是全身最长的肌肉，起自髂前上棘，经大腿前面斜向下内，止于胫骨上端的内侧面。缝匠肌的主要作用是屈髋、屈膝，并使屈曲的膝关节内旋。股四头肌位于大腿前面，是全身最大的肌肉，由股直肌、股内侧肌、股外侧肌及股中间肌4个头构成。股直肌起始部分为两部分：起自髂前下棘的直头和起自髋臼外侧的间接头，两部分在髂前下棘下融合成联合腱；股中间肌起自股骨前侧；股外侧肌起自股骨粗隆线外侧唇；股内侧肌起自股骨粗隆线内侧唇，4个头最终形成一条肌腱，环绕髌骨，向下形成髌韧带止于胫骨粗隆，主要作用是屈髋和伸膝。

（2）内侧群：位于股内侧上部，由5块肌肉构成。浅层有耻骨肌、长收肌及股薄肌，深层有短收肌和大收肌。股内侧肌群主要使髋关节内收并外旋。

（3）后群：包括股二头肌、半腱肌及半膜肌，与股四头肌相拮抗。其中，股二头肌长头、半腱肌和半膜肌形成腘绳肌（hamstring肌）复合体，起自坐骨结节。股二头肌长头腱和半腱肌肌腱起始部为联合肌腱，位于半膜肌肌腱的内后方。股二头肌短头起于股骨粗线。股二头肌长、短头合并，以长腱止于腓骨头。半腱肌和半膜肌分别止于胫骨上端内侧和胫骨内侧髁后面。腘绳肌的主要功能是伸髋和屈膝，维持膝关节的稳定性，是防止胫骨过度前移的重要动力性稳定因素。腘绳肌损伤发生于骨－肌腱－肌肉联合处的最弱部位，儿童易发生坐骨结节撕脱骨折、青少年运动员易发生肌肉肌腱连接处损伤、老年人易发生肌腱本身的损伤等。

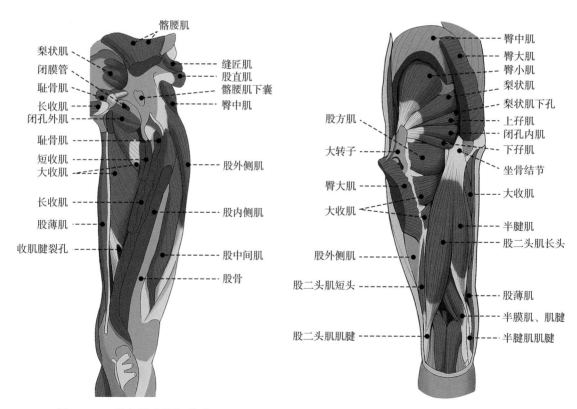

图 1-1-10　髋部及大腿肌群后面观　　　　　图 1-1-11　髋部及大腿前部肌群深面观

（四）髋关节的血供（图1-1-12A/B）

股骨头血供主要来自股深动脉分出的旋股内侧动脉和旋股外侧动脉、闭孔动脉和骨滋养动脉。此外，髂内动脉发出的营养支及臀上动脉的深支亦供应髋臼的上部及关节囊上部，臀下动脉的关节支供应髋臼后下部及邻近的关节囊。髂内动脉分出的臀上动脉、臀下动脉及由股深动脉分出的旋股内侧动脉和旋股外侧动脉及股深动脉第一穿动脉在臀后部形成"十"字吻合。

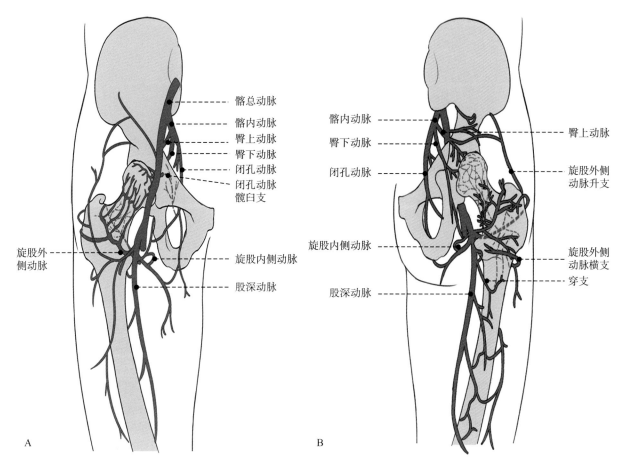

图1-1-12　髋关节血供（A）前面观，（B）后面观

（五）髋关节的神经

髋关节的神经来源于腰丛和骶丛。前方有股神经及闭孔神经，后方有臀上神经、坐骨神经及其他腰丛或骶丛发出的细小分支。股神经和闭孔神经同时还有分支支配膝关节，当髋关节发生病变时，常引起膝关节反射痛。

1.坐骨神经（图1-1-13）　来自$L_4 \sim L_5$和$S_1 \sim S_3$，为全身最粗、最长的神经，起始部粗达2cm。从骶丛发出后，经梨状肌下孔出盆腔，在髋部分出关节支和肌支，在腘窝上方分为胫神经和腓总神经两大终支。坐骨神经是股后群肌、小腿和足肌的运动神经，也是小腿和足的重要感觉神经。梨状肌收缩易压迫坐骨神经，影响神经干的血液供应，导致功能障碍，临床称为梨状肌综合征。

2.股神经（图1-1-14）　来自$L_2 \sim L_4$，为腰丛最大分支，走行于腰大肌和髂腰肌之间，在腹股沟韧带中点稍外侧浅出于该韧带，在股三角区位于股动脉外侧，发出数条肌支及皮支，隐神经为其较大皮支。

3.股外皮神经　起自$L_2 \sim L_3$前支的后股，经腰大肌外侧缘向外下方走行，在髂前上棘内侧穿腹股沟韧带，垂直下行进入大腿外侧。穿腹股沟韧带处易卡压引起疼痛。

（六）滑囊

滑囊也称滑液囊，为一密闭的结缔组织囊，内衬滑膜，囊腔内含少量滑液，大小由直径数毫米至数厘米不等，有的与关节腔相通，有

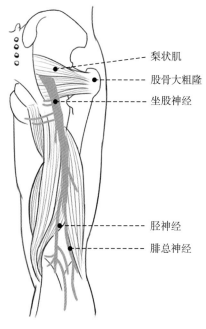

图1-1-13　坐骨神经

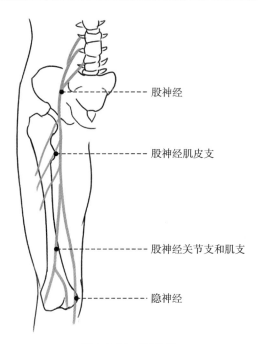

图 1-1-14　股神经

的则独立存在。髋关节周围有 20 多个滑囊，主要位于反复摩擦或压力较大的解剖结构间，如骨与肌肉间、肌肉与肌腱间、肌腱与皮肤间。其作用为增加润滑性、减少摩擦、促进运动的灵活性。临床上比较重要的髋关节周围滑囊有 3 个：髂腰肌滑囊、股骨大粗隆滑囊和耻骨肌滑囊。一般情况下，因滑囊仅含微量滑液，MRI 上不显示。15% 的无症状者显示滑囊与髋关节囊相通，主要为解剖结构间反复摩擦、压力增大、肌腱及肌肉损伤等引起滑囊肿胀、积液所致，边界常清晰。

二、髋关节的 MR 解剖

（一）正常髋关节的 MR 断层解剖

1. 标准人体横轴位（经股骨头中心层面，图 1-1-15）

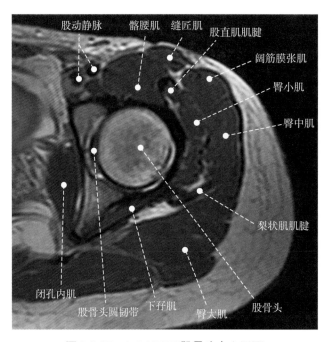

图 1-1-15　Axial-T_2WI 股骨头中心层面

2. 正中斜冠状位（图 1-1-16）

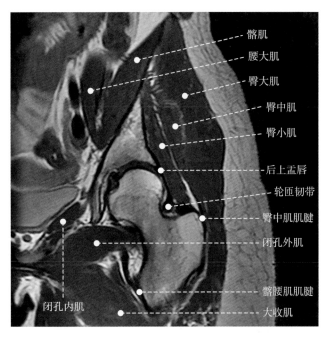

髂肌
腰大肌
臀大肌
臀中肌
臀小肌
后上盂唇
轮匝韧带
臀中肌肌腱
闭孔外肌
髂腰肌肌腱
闭孔内肌
大收肌

图 1-1-16　OCor-T$_2$WI 正中斜冠状位（股骨头正中层面）

3. 旁正中斜矢状位（图 1-1-17）

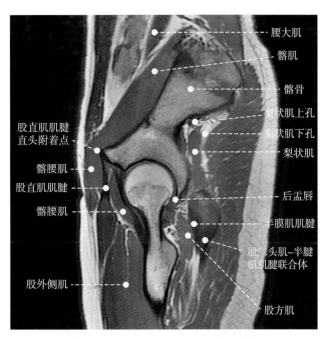

股直肌肌腱直头附着点
髂腰肌
股直肌肌腱
髂腰肌
股外侧肌

腰大肌
髂肌
髂骨
梨状肌上孔
梨状肌下孔
梨状肌
后盂唇
半膜肌肌腱
股二头肌-半腱肌肌腱联合体
股方肌

图 1-1-17　OSag-T$_2$WI 旁正中斜矢状位

（二）髋关节骨性及软骨结构的MR解剖

1.髋关节正常骨及软骨的MR解剖（图1-1-18～图1-1-20）

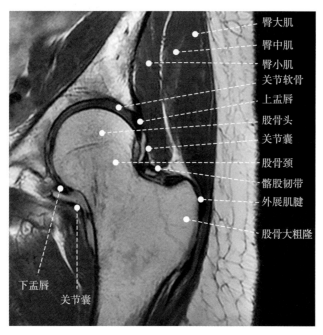

臀大肌
臀中肌
臀小肌
关节软骨
上盂唇
股骨头
关节囊
股骨颈
髂股韧带
外展肌腱
股骨大粗隆

下盂唇
关节囊

图1-1-18　OCor-T$_2$WI股骨头正中层面
显示正常髋臼、股骨头及关节软骨

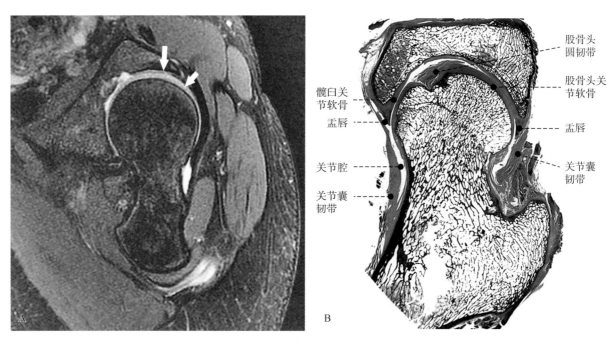

股骨头圆韧带
股骨头关节软骨
髋臼关节软骨
盂唇
盂唇
关节腔
关节囊韧带
关节囊韧带

A　B

图1-1-19　A.OAxial-FS PDWI；B.尸体髋关节组织学切片（致谢北京积水潭医院王云钊教授）
显示关节软骨覆盖于髋臼及股骨头上，表面光整（长箭：髋臼关节软骨；短箭：股骨头关节软骨）

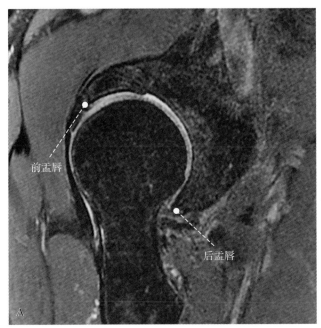
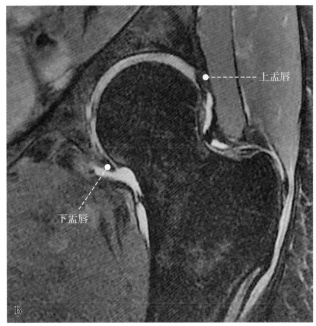

图1-1-20 正常髋臼盂唇

A.OSag-FS PDWI；B.OCor-FS PDWI

2.髋关节骨及软骨的常见MR解剖变异

（1）需要与骨及关节软骨损伤鉴别的解剖变异

1）管状对比剂充盈（图1-1-21）：由Lien等首次描述。MR关节造影中，在关节软骨和髋臼窝连接区可出现管状对比剂充盈，见于16%的无症状髋关节。其形成原因可能有几个，包括退化相关囊肿和骨内腱鞘囊肿，最可能的原因是通过髋臼窝的营养孔反复泵入关节液导致局部扩张，形成特征性的管状结构。

2）髋臼血管沟：见图1-1-22。

3）髋臼上窝（图1-1-23）：典型的髋臼上窝位于冠状位及矢状位上髋臼顶的12点钟处。MR关节造影将髋臼上窝分为两型，1型见对比剂充盈，2型见软骨信号充填。髋臼上窝可以很容易通过位置、邻近正常骨髓信号表现与软骨损伤相鉴别。

4）髋臼顶切迹（图1-1-24）：位于髋臼顶，内由脂肪组织填充，无关节软骨，可与髋臼上窝相鉴别。

5）臼缘骨：髋臼由多个初级和副骨化中心融合形成，这些骨化中心最早可在6岁时出现，18～20岁融合。2%～3%的无症状患者副骨化中心可能作为一块小骨存在，称为臼缘骨，通常位于髋臼边缘，周围有完整的透明软骨（图1-1-25）。臼缘骨可以为先天的和获得性的。获得性臼缘骨为创伤、佝偻病、骨髓炎、结核和剥脱性骨软骨炎所致。虽然大多数臼缘骨小而无症状，但也有一些大到足以导致髋臼边缘撞击和关节不稳。发生于股骨髋臼碰撞综合征的髋臼边缘小骨块很难与臼缘骨鉴别。

（2）需要与髋臼盂唇撕裂鉴别的解剖变异：髋臼盂唇附着于骨性髋臼，与骨性髋臼缘间存在盂唇下沟（图1-1-26A），与关节囊间存在盂唇旁沟（图1-1-26B），与髋臼横韧带连接处存在横韧带-盂唇界沟（图1-1-26C），这些沟均为正常结构，需与盂唇撕裂相鉴别。

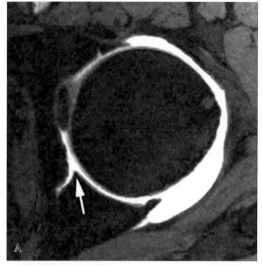

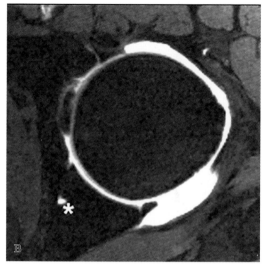

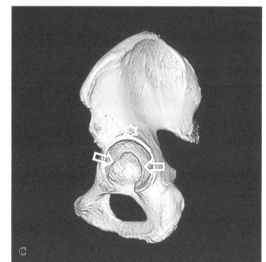

图 1-1-21　正常髋关节 MRA

A、B.髋臼骨内见管状对比剂充盈（箭），其盲端呈杵状（＊）；C.典型的好发部位（空心箭），而软骨下囊变好发于髋臼顶（☆）

引自：Lien L C，Hunter J C，Chan Y S，2016. Tubular acetabular intraosseous contrast tracking in MR arthrography of the hip：prevalence，clinical significance，and mechanisms of development［J］. AJR. American journal of roentgenology，187（3）：807-810.

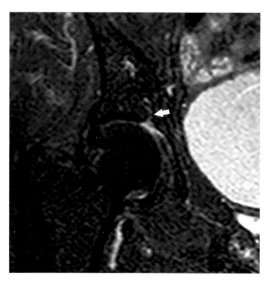

图 1-1-22　髋臼窝顶见纤曲走行的血管沟，多层面追踪为血管影

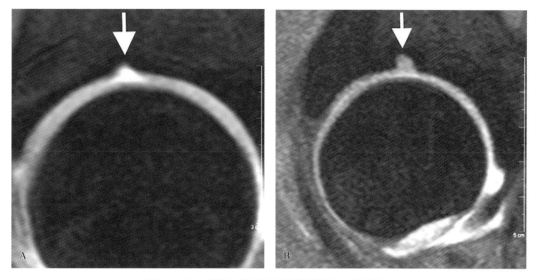

图 1-1-23 髋臼上窝（位于髋臼顶的 12 点钟处）

A.1 型髋臼上窝（箭），见对比剂充填；B.2 型髋臼上窝（箭），见软骨信号充填

引自：Dietrich T J，Suter A，Pfirrmann C W A，et al，2012. Supraacetabular fossa（pseudodefect of acetabular cartilage）：frequency at MR arthrography and comparison of findings at MR arthr-ography and arthroscopy［J］. Radiology，263（2）：484-491.

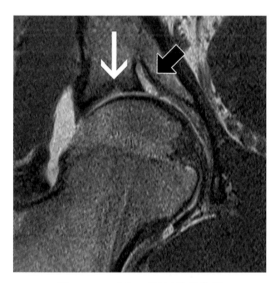

图 1-1-24 OCor-T$_1$WI 关节造影

髋臼顶切迹为脂肪组织充填（黑箭），其外侧见一 2 型髋臼上窝（白箭）

引自：Nguyen M S，Kheyfits V，Giordano B D，2013. Hip anatomic variants that may mimic pathologic entities on MRI：nonlabral variants［J］. AJR. American journal of roentgenology，201（3）：W401-408.

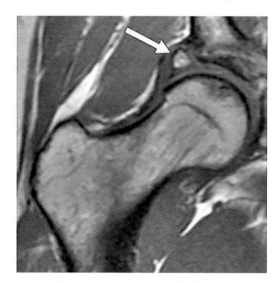

图 1-1-25 OCorT$_1$WI 臼缘骨（箭）

引自：Nguyen M S，Kheyfits V，Giordano B D，2013. Hip anatomic variants that may mimic pathologic entities on MRI：nonlabral variants［J］. AJR. American journal of roentgenology，201（3）：W401-408.

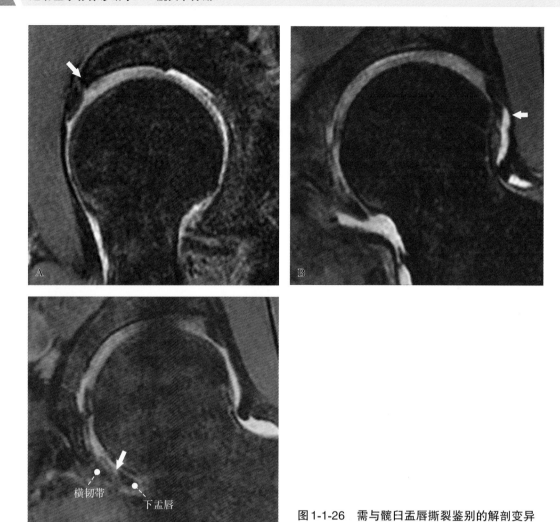

图 1-1-26   需与髋臼盂唇撕裂鉴别的解剖变异

A.前盂唇下沟（箭）；B.后盂唇旁沟（箭）；C.横韧带－盂唇界沟（箭）

（三）髋关节囊及关节囊韧带和囊内韧带的MR解剖

1.髋关节囊及关节囊韧带的正常MR解剖

（1）轮匝带：见图1-1-27。

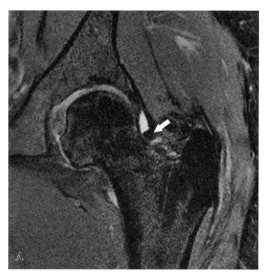 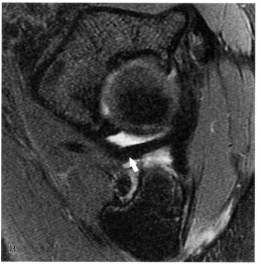

图 1-1-27   轮匝带（箭）

A.OCor-FS PDWI；B.OSag-FS PDWI

（2）髂股韧带：见图 1-1-28。

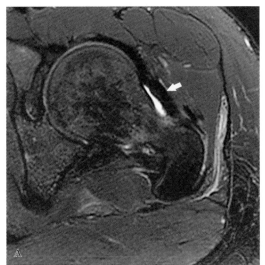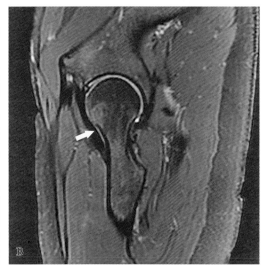

图 1-1-28　髂股韧带（箭）
A.Axial-FS T$_2$WI；B.OSag-FS PDWI

（3）耻股韧带：见图 1-1-29。

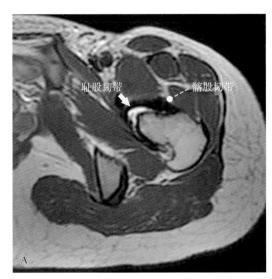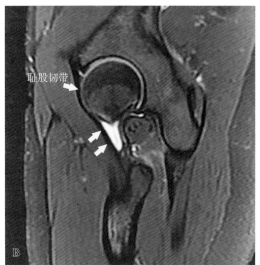

图 1-1-29　耻股韧带（箭）
A.OAxial-T$_2$WI；B.OSag-FS PDWI

（4）坐股韧带：见图 1-1-30。

（5）圆韧带和髋臼横韧带：见图 1-1-31。

（6）Weitbrecht 支持带：关节囊内衬滑膜在关节囊附着处随其外的纵向纤维折返增厚形成支持韧带，位于股骨颈的上（外侧）、下（内侧）及前方，分别称为上 Weitbrecht 支持带、下 Weitbrecht 支持带及前 Weitbrecht 支持带（图 1-1-32）。

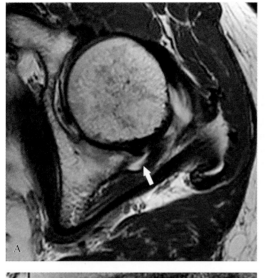
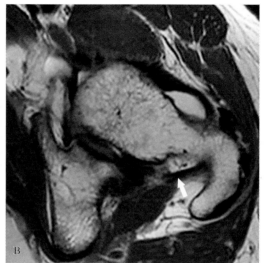
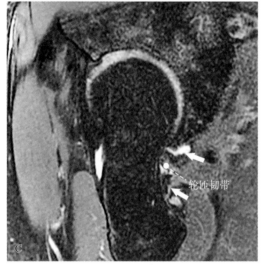

图1-1-30　坐股韧带（箭）

A、B.OAxial-T$_2$WI；C.OSag-FS PDWI

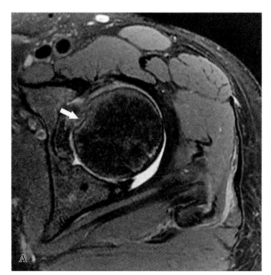
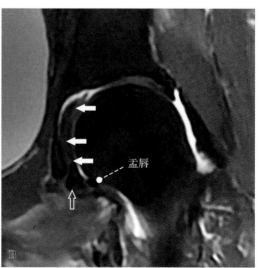

图1-1-31　圆韧带（实心箭）和髋臼横韧带（空心箭）

A.OAxial-FS T$_2$WI；B.OCor-FS T$_2$WI

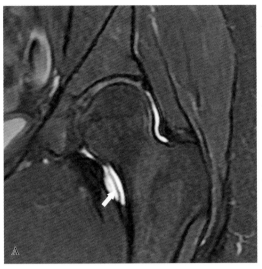
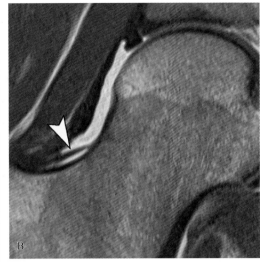

图1-1-32 下Weitbrecht支持带（箭）和上Weitbrecht支持带（箭头）

A.OCor-FS T$_2$WI；B.OCor-T1FSE关节造影 图B引自：Wagner F V，Negrão J R，Campos J，et al，2012. Capsular ligaments of the hip：anatomic，histologic，and positional study in cadaveric specimens with MR arthrography［J］. Radiology，263（1）：189-198.

2.解剖变异 先天性圆韧带缺如见图1-1-33。

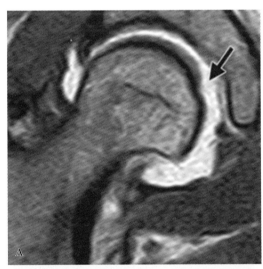
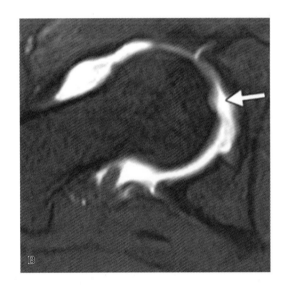

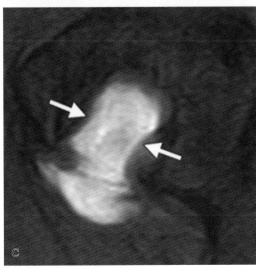

图1-1-33 先天性圆韧带缺如

引自：Cerezal L，Kassarjian A，Canga A，2010. Anatomy，biomechanics，imaging，and management of ligamentum teres injuries［J］. Radiographics：a review publication of the Radiological Society of North America，30（6）：1637-1651.

（四）髋关节周围的肌肉及肌腱的MR解剖

1.髂腰肌及肌腱的正常MR解剖及变异

（1）髂腰肌及肌腱的正常MR解剖（图1-1-34）。

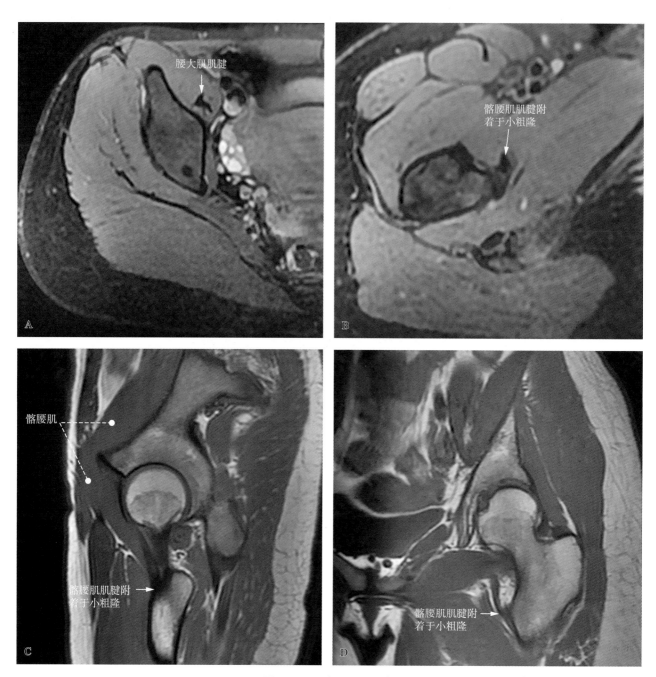

图1-1-34　髂腰肌及肌腱

A、B.OAxial-FS PDWI；C.OSag-T₁WI；D.OCor-T₁WI

（2）解剖变异

1）副髂肌肌腱：髂腰肌肌腱复合体包括髂肌肌腱和腰肌肌腱，腰肌侧部分附着于小粗隆，髂肌侧直接附着于股骨干近端前面。副髂肌肌腱是髂肌外侧部的一薄层肌肉内肌腱，非常常见，约66%的MR关节造影患者都能见到该肌腱。髂腰肌肌腱和副髂肌肌腱间有脂肪性筋膜分隔。脂肪抑制序列（FS）可以将其与髂腰肌肌腱纵向撕裂鉴别（图1-1-35）。

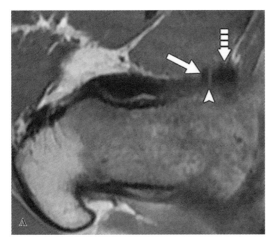
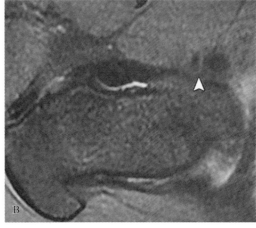

图1-1-35 副髂肌肌腱

A.OAxial-IMWI（中等加权图）；B.OAxial-FS IMWI。含脂肪的筋膜（箭头）将副髂肌肌腱（实线箭）和髂腰肌腱（虚线箭）分开

引自：Nguyen M S，Kheyfits V，Giordano B D，et al，2013. Hip anatomic variants that may mimic pathologic entities on MRI：nonlabral variants［J］. AJR. American journal of roentgenology，201（3）：W401-408.

2）髂关节囊肌：髂肌和股直肌之间有时可见较小的髂关节囊肌，起自髋关节囊和髂前下棘，附着于小粗隆远端，它在正常人体的功能尚不明确，但却是发育不良的髋关节的重要稳定结构（图1-1-36）。

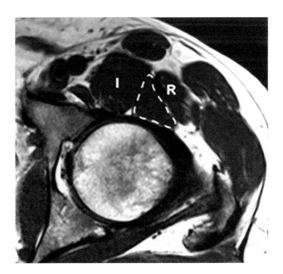

图1-1-36 Axial-T₁FSE股骨头水平的正常髂关节囊肌（三角形虚线）

引自：Wagner F V，Negrão J R，Campos J，et al，2012. Capsular ligaments of the hip：anatomic，histologic，and positional study in cadaveric specimens with MR arthrography［J］. Radiology，263（1）：189-198.

2.髂胫束及阔筋膜张肌肌腱的MR解剖　见图1-1-37。

3.臀中肌及臀小肌的大粗隆附着点（外展肌肌腱）　见图1-1-38。

4.股方肌的MR解剖　见图1-1-39。

5.股直肌肌腱的MR解剖　见1-1-40。

6.大腿内侧肌群的MR解剖　见图1-1-41。

7.腘绳肌及肌腱的MR解剖　见图1-1-42。

8.骶结节韧带　见图1-1-43。

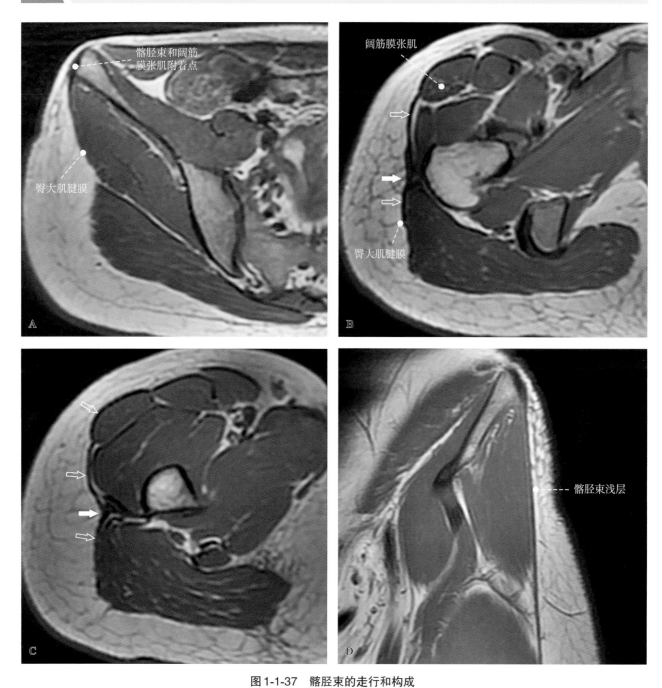

图 1-1-37　髂胫束的走行和构成

A～C. OAX-T$_1$WI；D. OCor-T$_2$WI。阔筋膜张肌筋膜及臀大肌腱膜汇入髂胫束（空心箭），深层锚于股骨大粗隆（实心箭）

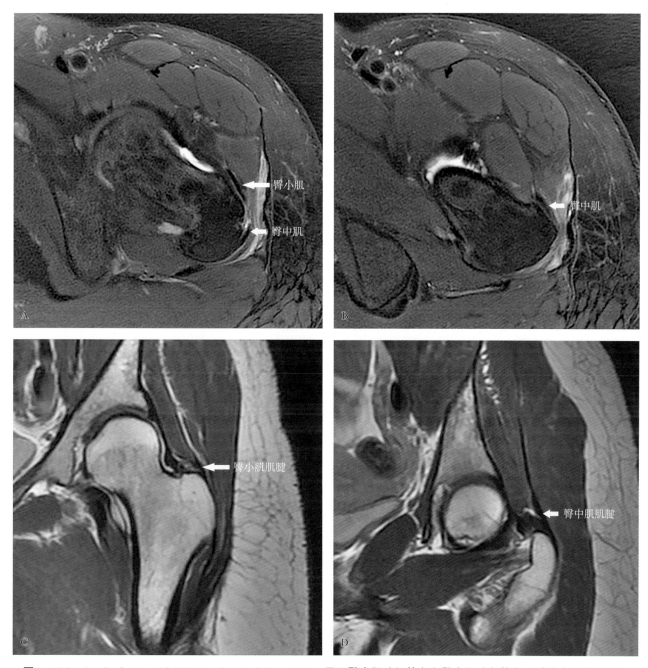

图1-1-38　A、B. OAxial-FS PDWI，C、D. OCor-T$_2$WI，显示臀中肌（短箭）和臀小肌（长箭）肌腱的大粗隆附着点

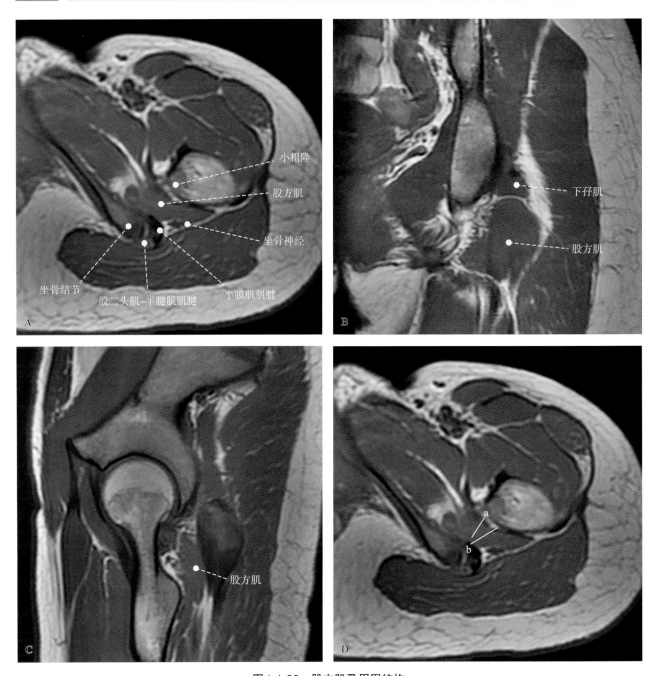

图 1-1-39　股方肌及周围结构

A、D.OAxial-T₁WI；B.OCor-T₁WI；C.OSag-T₁WI，显示股方肌及周围结构。a 为股方肌间隙；b 为坐骨股骨间距

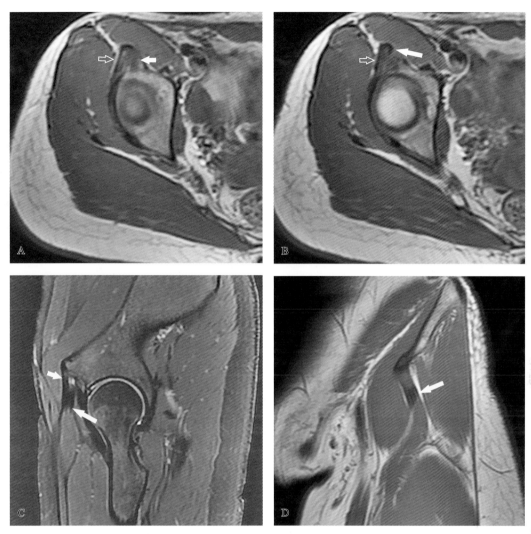

图1-1-40　股直肌肌腱直头（短箭）、间接头（空心箭）、联合腱（长箭）

A、B.OAxial-T₁WI；C.OSag-FS PDWI；D.OCor-T₁WI

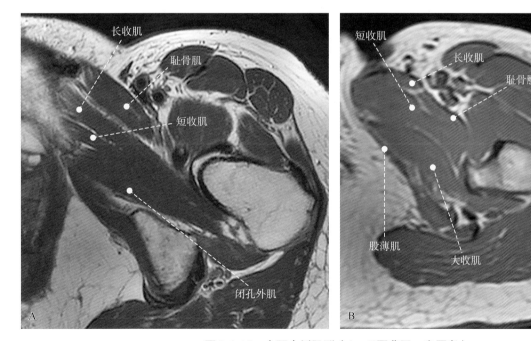

图1-1-41　大腿内侧肌群（A、B图非同一志愿者）

A.OAxial-T₂WI；B.OAxial-T₁WI

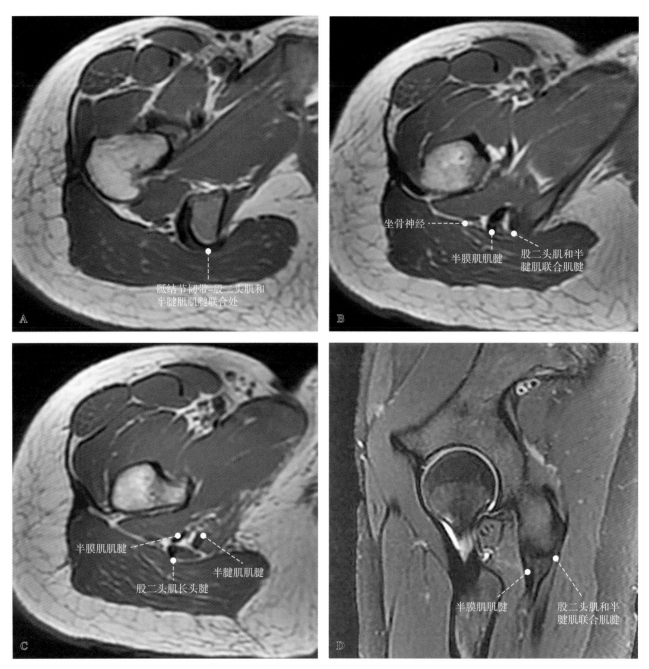

图1-1-42 腘绳肌肌腱
A～C.OAxial-T$_1$WI；D.OSag-FS T$_2$WI

（五）髋关节周围神经的MR解剖

1.股神经（图1-1-44）。

2.坐骨神经（图1-1-45）。

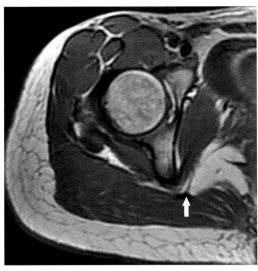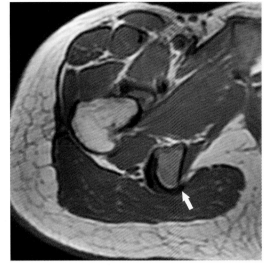

图1-1-43　OAxial-T$_1$WI骶结节韧带由骶骨向坐骨结节走行（箭）

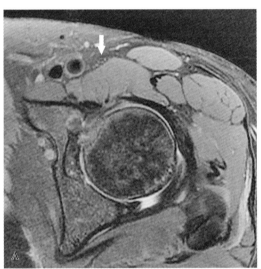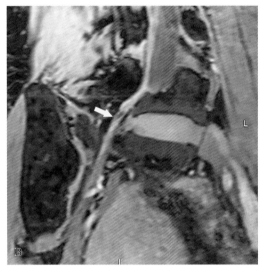

图1-1-44　股神经（箭）

A.OAxial-FS T$_2$WI；B.OCor-MERGE

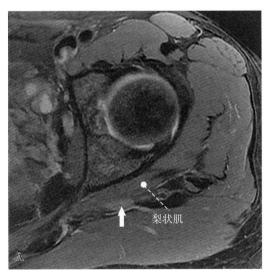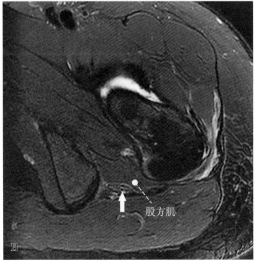

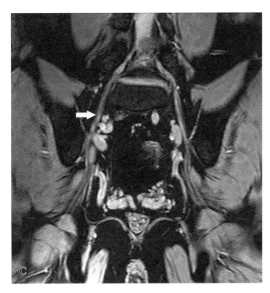
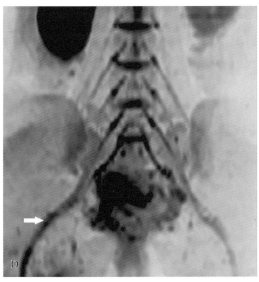

图1-1-45 坐骨神经（箭）

A、B.OAxial-FS T$_2$WI；C.OCor-MERGE；D.类PET成像

（六）滑囊（图1-1-46）

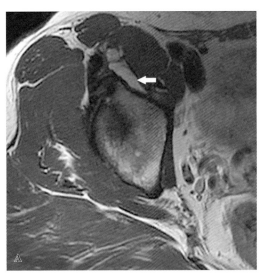
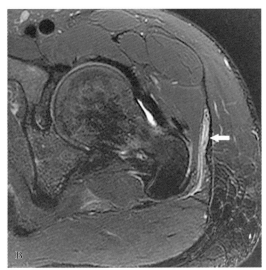
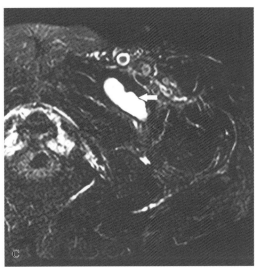

图1-1-46 滑囊

A.髂腰肌滑囊（箭）；B.股骨大粗隆滑囊（箭）；
C.耻骨肌滑囊（箭）

（李琼华 马立恒）

第二节　髋关节影像学检查方法

　　髋关节或腹股沟区疼痛的临床表现往往没有特异性。影像学检查是髋关节疼痛非常重要的诊断步骤。本节将介绍髋关节影像学检查方法，包括X线摄影、计算机断层成像（CT）及磁共振成像（MRI）。

一、X线摄影

　　了解临床病史和进行体格检查后，X线摄片是评估髋关节疼痛最简单、直接的影像学检查方法，不仅廉价，而且可以提供骨骼解剖和许多其他异常（如关节退变和骨折），在髋关节检查中广泛应用。常规摄片体位包括前后骨盆正位及受累髋关节轴位。此外，还有专门用于评估髋关节的摄片体位，包括45°Dunn位、90°Dunn位及蛙式侧位（图1-2-1～图1-2-3）。因为骨盆的轻微旋转和倾斜均可影响髋臼的评估，所以前后骨盆正位X线摄片必须是标准化和可重复的，照片要求骶骨的中心与耻骨垂直，尾骨尖至耻骨联合间距1～3cm，两侧闭孔对称（图1-2-4）。

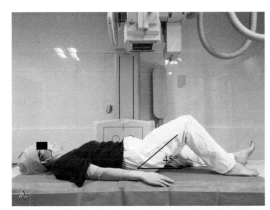

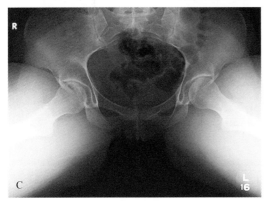

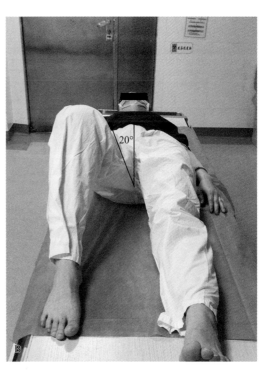

图1-2-1　髋关节45°Dunn位投照体位（A、B）及X线片（C）

髋关节屈曲45°、外展20°。X线束中心对准耻骨联合和髂前上棘中点

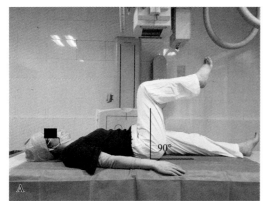

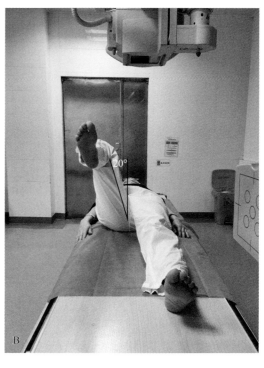

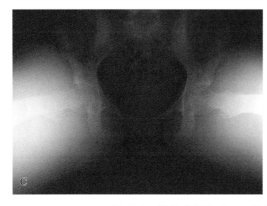

图1-2-2 髋关节90° Dunn位投照体位（A、B）及X线片（C）

髋关节屈曲90°，外展20°。X线束中心对准耻骨联合和髂前上棘中点

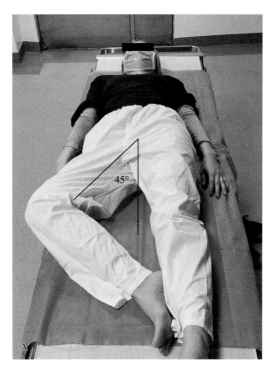

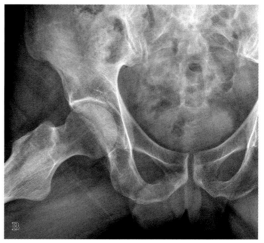

图1-2-3 髋关节蛙式侧位投照体位（A）及X线片（B）

髋关节外展45°，X线束中心对准髂前上棘和耻骨联合中点

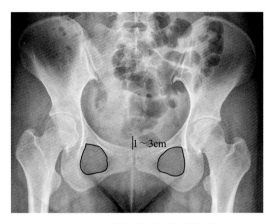

图1-2-4　骨盆正位片评估标准
尾骨尖至耻骨联合间距1～3cm，两侧闭孔对称

二、CT检查

CT是评估骨折的理想方法，并能清晰显示骨质变化情况，但在评估髋部早期运动性损伤方面的价值有限。CT三维重建可用于评估与股骨髋臼撞击综合征（femoroacetabular impingement，FAI）相关的骨形态学改变，通过多平面重建可以更好地展示髋臼前倾，也可以重建股骨颈长轴斜冠状位以测量股骨颈α角，通过专用软件虚拟髋关节运动，可视化骨撞击部位。但由于FAI的运动员通常都很年轻，CT可引起电离辐射损伤，故不作为首选检查方法，仅用于特殊情况，如MRI检查禁忌证患者。CT髋关节造影也可以检测髋臼盂唇撕裂和软骨缺损，但其诊断结果与MR关节造影结果可能不完全一致。

三、MRI检查

MRI对软组织分辨力高，有助于评估关节内和关节外各种疾病。由于运动员的髋关节/腹股沟区疼痛可能有多种原因，因此，需要制定专门的髋关节MRI方案。首先，需要对髋部及腹股沟区有一个总体观，建议在冠状面和（或）横轴面上做一个包括耻骨联合在内的大视野的流体敏感脂肪抑制序列，以检测骨髓和软组织水肿，然后，用表面线圈并缩小视野进行专门的髋关节检查，成像髋关节位于磁场中心。

（一）硬件要求

1.磁场强度　无特殊要求，静磁场强度在0.35tesla（T）以上的MR扫描仪均可用于髋关节扫描。高场强MR因为具有高信噪比（SNR）、高空间分辨率，对详细评估关节内结构（如关节软骨及髋臼盂唇）非常重要。美国肌肉骨骼系统MRI检查的标准场强为1.5T。目前3.0T MR应用越来越普遍，其优势是脂肪抑制效果更好。脂肪抑制技术在肌肉骨骼系统MRI检查中尤为重要，因为抑制正常脂肪信号后，更能突显水含量增加的病变组织。然而，高场强MRI检查的缺点也较为显著，如更显著的化学位移伪影及磁化率伪影。与低场强MRI检查相比，术后患者用3.0T MR检查时由于关节内和关节面周围可能有微小的金属碎片而导致磁化率伪影更加显著。低场强开放性MR系统或肢体专用MR设备对于体型较大或幽闭恐惧症患者更为适用。

2.线圈　MR图像质量很大程度上取决于线圈的选择。到目前为止，还没有专门用于髋关节MRI的表面线圈，对于单个髋关节进行成像的最佳线圈是心脏线圈或"柔软"线圈。通常情况下，具有多通道（8～32）的相控阵线圈能提供更好的图像质量。多通道相控阵线圈因具有大视野（FOV），可用于双侧髋关节成像，但其空间分辨率及SNR低于较小FOV的线圈。需要强调的是，线圈的选择取决于多种因素，包括设备的品牌型号、患者的年龄大小及疾病对成像的要求，正确地选择线圈要求MR技术员在扫描前详细阅读申请单，了解病变情况，确定选择哪一种或多种线圈。

（二）患者准备

1.检查适应证及禁忌证　髋关节软骨、髋臼盂唇、关节囊及附近软组织损伤，各种髋部病变，如炎症、肿瘤等疾病，均可行MRI检查。禁忌证包括：①髋部手术或者外伤后留置金属物、人工股骨头或髋关节置换术后；②患者心脏起搏器置入术后；③体内其他非MR安全的金属置入物或异物；④幽闭恐惧症患者为相对禁忌证，开放的磁体、短磁体MR设备基本不会使患者产生幽闭恐惧感。

2.患者体位　患者仰卧位，头先进，双下肢伸直，足尖稍内旋并拢，内外侧均用沙袋固定以减少肢体活动产生的运动伪影。

（三）MR扫描方案

1.常规扫描方案　常规行横轴位、斜冠状位及斜矢状位三个方向的扫描。单侧髋关节扫描FOV 180mm×180mm，矩阵256×256或512×512。扫描序列包括横轴位快速自旋回波序列T_1WI（T_1-FSE TR 460～600ms，TE 15～35ms）及T_2WI加脂肪抑制（T_2-FSE FS TR 2500～3000ms，TE 60～80ms）；斜冠状位T_1-FSE及反转恢复（IR）序列T_2-FSE（FSEIR TR 2500～3000ms，TE 60～80ms，反转角90°）；斜矢状位PDWI加脂肪抑制序列（PD-FSE FS TR 3500～4000ms，TE 10～30ms）（图1-2-5、图1-2-6）；怀疑炎症或肿瘤的患者加扫横轴位及斜冠状位脂肪抑制T_1WI增强（T_1-FSE FS＋C）层厚3mm，层间距0.3mm。冠状位T_1WI序列有助于评估骨髓浸润和髋臼或股骨近端骨折，冠状位FSE-IR序列有助于检测骨髓水肿，并很好地显示圆韧带和转子周围区域的解剖结构。

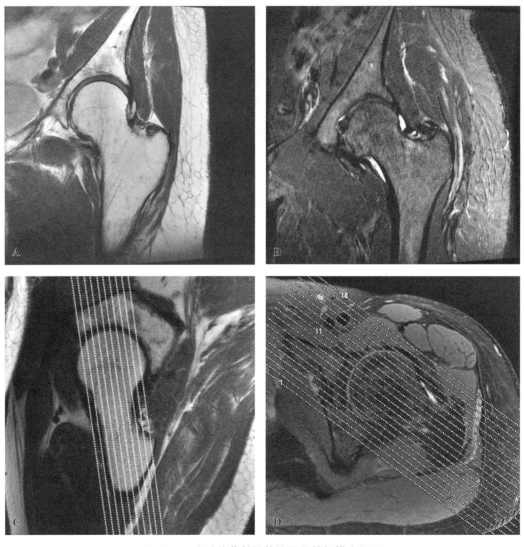

图1-2-5　左髋关节斜冠状位图及其扫描定位图

A.斜冠状位T_1-FSE；B.斜冠状位T_2-IR；C、D.为斜冠状位扫描定位图（斜矢状位及横轴位），定位线均平行于股骨颈长轴

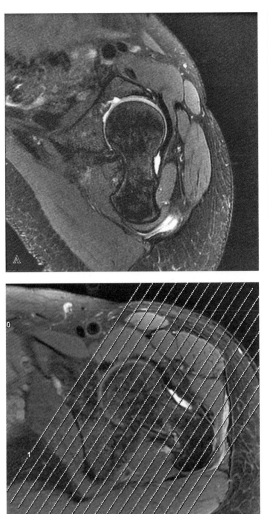

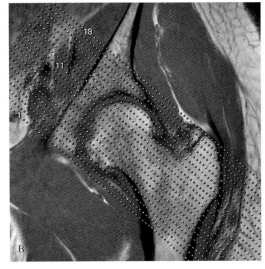

图 1-2-6　髋关节斜矢状位扫描

图 A 为斜矢状位 PD-FSE FS，以冠状位及横轴位为定位图（图 B、图 C），定位线分别平行及垂直于股骨颈长轴

2.特殊序列

（1）关节软骨成像：由于髋关节表面软骨相对较薄，为提高信噪比，软骨损伤最好用 3.0T 替代 1.5T MR 检查。临床上有关节内病变的患者，条件允许的情况下，尽量使用 3.0T MR 检查。传统上认为，非对比二维快速自旋回波 T_1WI（2D FSE T_1WI，TR 500～600ms，TE 14ms，层厚 3.0mm，层间距 0，FOV 280mm×280mm，矩阵 256×256，激励次数为 2，翻转角度为 0°）及三维毁损（扰相）稳态梯度回波（3D SPGR）（TR 28ms，TE 6ms，层厚 1.0mm，层间距 0，FOV 360mm×360mm，矩阵 256×192，激励次数为 2，翻转角度为 30°）序列是主要的软骨成像序列。其中 SPGR 是软骨形态学成像的标准序列。在 SPGR 序列中，液体信号是暗的，而邻近软骨信号相对明亮。中等加权（intermediate weighted，IM）FSE-MRI 序列（TR 3500～4000ms，TE 30～35ms）利用关节软骨含水量高的特点显示关节软骨与邻近结构之间的良好对比。与 PD-FSE 序列（TR 3500～4000ms，TE 10～30ms）相比，IM-FSE 序列中的 TE 稍长，有利于在髋臼盂唇、软骨和液体之间获得更理想的对比，实现在一个序列中兼具 PD 和 T_2 加权图像的优点。关节软骨在 IM-FSE 序列中是中等信号，液体是亮的，纤维软骨是暗的（图 1-2-7）。平衡稳态自由进动（bSSFP）序列（西门子医疗称为 TrueFISP，GE 医疗称为 FIESTA）是高分辨率 3D 梯度回波图像，可用于软骨和其他软组织结构的成像。TrueFISP 序列最能区分软骨和周围组织，但对伪影也高度敏感。这些梯度回波序列对于显示软骨的外形改变较理想，但是对显示软骨内改变较差，而 IM-FSE 序列可以更好地显示软骨内改变。3D FSE 序列是具有薄层各向同性体素的容积采集，它可以通过图像重建获得任何所需平面上的二维图像，尽管成像时间较长，图像质量较 2D FSE 有所下降，但是随着高场强 MR 的广泛应用及 3D FSE 序列的不断改进，它将在髋关节软骨损伤的诊断中发挥越来越重要的

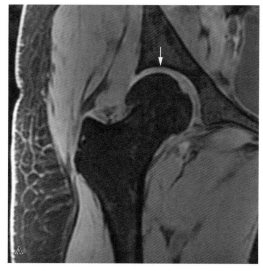
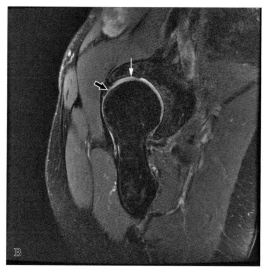
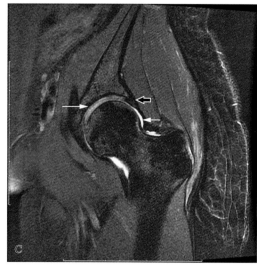

图1-2-7　3.0T关节软骨成像

A.3.0T 3D SPGR示关节软骨呈稍高信号（箭），显示清晰；B.3.0T斜矢状位PD-FSE fs，尽管采用了非关节造影技术，髋臼盂唇（空心箭）和关节软骨（箭）都清晰可见；C.斜冠状位IM-FSE序列显示关节软骨呈中等信号（长箭），关节液呈高信号（短箭），髋臼盂唇呈低信号（空心箭）

作用。

（2）髋臼盂唇成像：髋臼盂唇由纤维软骨组成，直接附着于关节骨性结构边缘，并与关节软骨面相延续。常见的表现为沿髋臼缘由前到后下呈三角形、低信号结构，并与下横韧带融合。髋关节外伤、先天性发育不良、退变、FAI等均可能损伤髋臼盂唇。髋臼盂唇撕裂的术前诊断主要依靠MRI检查，包括常规MRI检查及磁共振关节造影（magnetic resonance arthrography，MRA）。

1）常规MR扫描：单侧髋关节，小FOV（180mm×180mm），PD-FSE fs（TR 3000ms，TE 25mm），层厚3.0mm，层间距0.3mm，矩阵256×256，扫描平面为横轴位、冠状位及斜矢状位。由于髋臼的球形解剖结构和方位，标准横轴及冠状位成像可能远离关节中心，使得髋臼边缘层面容易受到部分容积伪影的影响而使髋臼盂唇显示不清（图1-2-8A～C）。放射状扫描能保证所有成像平面均与髋臼盂唇垂直，和关节中心层面效果一样，非常适合髋臼盂唇的成像（图1-2-8D～F、图1-2-9）。

2）髋关节MRA：是在透视或超声引导下经股骨颈的近端穿刺髋关节囊，注入浓度为2～6mmol/L稀释的Gd-DTPA（钆喷酸葡胺）溶液15～20ml后，在30分钟内进行髋关节MRA检查。采用脂肪饱和抑制FSE T_1WI（TR 600ms，TE 10ms）序列进行横轴位、冠状位及斜矢状位的扫描或放射状成像（图1-2-10）。另外，建议至少有一个通过髋关节脂肪抑制的 T_2WI 序列来评估骨髓水肿。以上各扫描方位的视野均为180mm×180mm，层厚3.0mm，层间距0.3mm，矩阵256×230。

在常规的MRA中，很难区分股骨关节软骨和髋臼透明软骨层，因为两层之间没有对比，因此限制了对髋关节中央室软骨的评价。20年前首次提出了连续腿部牵引的MRI，适当的牵引可使对比剂充盈于两层软骨间，从而增强软骨分层的可视化。牵引通常是通过矫形牵引装置来实现的。用于牵引的重量各不相

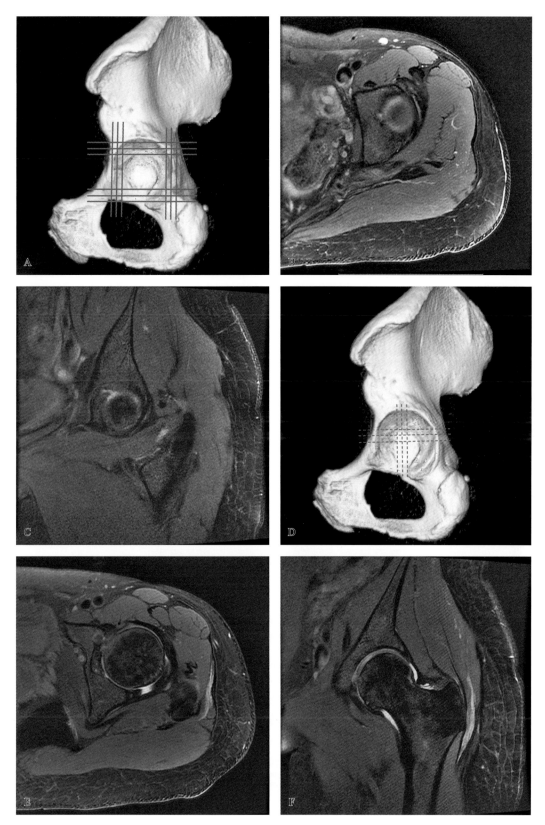

图1-2-8 关节中心附近和远离关节中心成像平面的比较

A.示意图显示了远离关节中心的轴位和冠状成像平面（实线）。该成像平面获得的图像（B、C）因部分容积效应影响，不能准确评估上、下、前、后部分的髋臼盂唇。D.示意图显示通过关节中心（虚线）的轴位和冠状位成像平面。E、F.通过关节中心获得的轴位（E）和斜冠状位（F）MR图像，清晰显示髋臼盂唇和关节软骨结构

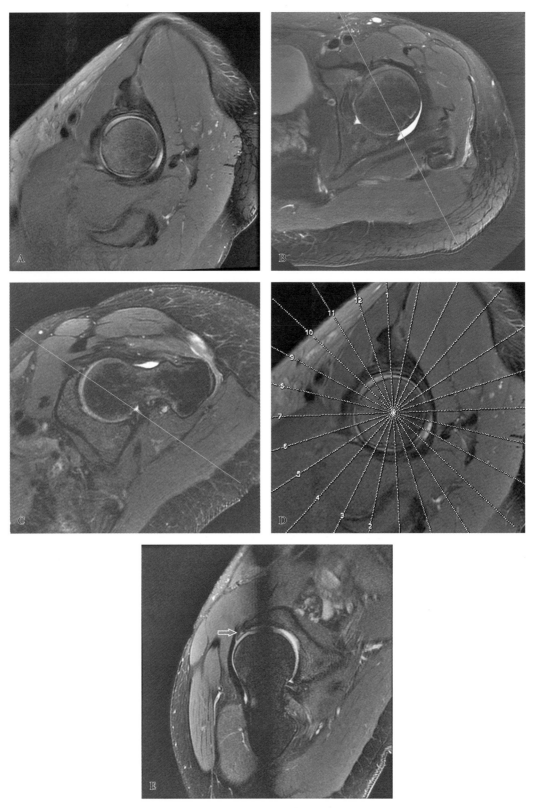

图 1-2-9　髋臼放射状扫描

A.沿髋臼开口方向的斜矢状位 MR 图（通过定位图 B、C 获得）。B、C.横轴位定位图，显示髋臼口向前外侧倾斜。D.放射状扫描的定位图。理论上，径向图以时钟面 30 分钟增量（白线）绘制。放射状扫描能保证每一层图像上软骨及髋臼盂唇的表现均与关节中心附近层面效果一样。E.髋臼前外侧髋臼盂唇显示清晰（空心箭）

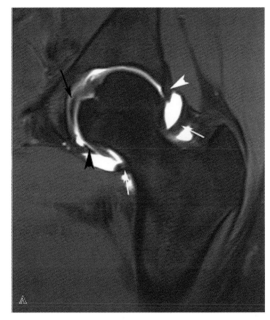
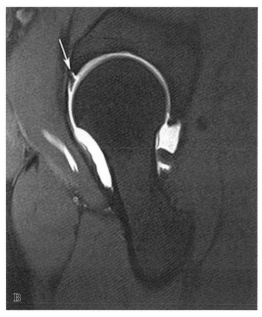

图1-2-10　3.0T髋关节MRA

A.冠状T₁-FSE fs加权图像，显示髋关节的正常解剖结构：股骨头圆韧带（长黑箭）、轮匝韧带（长白箭）、髋臼盂唇（白箭头）和髋臼横韧带（黑箭头）；B.经左髋斜矢状位T₁-FSE fs显示软骨-盂唇连接处有撕裂（白箭）

引自：Kim Y J，Mamisch T C，2013. Hip Magnetic Resonance Imaging［M］. New York：Springer.

同，在最近的一项研究中，使用15～23kg的牵引力和注射18～27ml对比剂行直接MRA，可以区分因牵引而均匀一致分离的髋臼和股骨软骨层（图1-2-11）。

髋关节MRA是一种很好的技术，对髋臼盂唇撕裂具有很高的敏感度和特异度，可用于髋臼盂唇撕裂和其他关节内疾病的检测和评估，但它毕竟是有创性检查，并有关节感染的潜在可能性。在高场强MR下，采用单侧髋关节、小扫描野的高空间分辨率扫描，常规MR图像同样可以获得满意的效果。王军、郑卓肇研究发现，利用3.0T MR设备诊断髋臼盂唇撕裂时，常规MRI与髋关节MRA的诊断结果差异没有统计学意义，2种技术有极好的一致性，因此髋臼盂唇撕裂患者有望不需要接受有创的髋关节MRA检查。

除了上述关节软骨及髋臼的MRI技术外，还有IDeal（iterative decomposition of water and fat with echo asymmetry and least-squares estimation）技术，IDeal是一种三点水-脂分离方法，它使用非对称回波和最小二乘估计来获得最大可能的信噪比，比频率选择性脂肪抑制具有更高的信噪比，

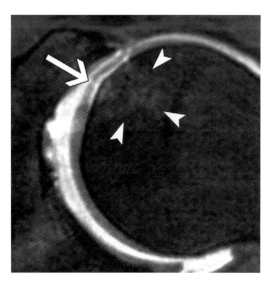

图1-2-11　牵引下髋关节MRA

图为一名29岁的球员，臀部左侧隐匿性疼痛，逐渐加重。在22.5kg腿部牵引下直接关节造影后的左髋斜轴位水激发TrueFISP图像（11.95/5.39），关节内对比剂通过断裂的股骨软骨层进入软骨下（长箭），清楚地显示软骨分层和软骨下骨髓水肿（箭头）。如果没有腿部牵引，这种分层很难被发现

引自：Agten C A，Sutter R，Buck F M，et al，2016. Hip imaging in athletes：Sports Imaging Series［J］. Radiology，280（2）：351-369.

结合并行成像技术可以缩短检查时间。IDeal技术使用更薄的层面或增加成像矩阵以获得更高的分辨率。与其他脂肪抑制方法相比，IDeal对磁场不均匀性的敏感度较低，即使在复杂的磁环境中也能获得均匀的脂肪饱和效果，同时产生同相位和反相位图像，为显示骨病变提供更多信息。IDeal技术的水脂分离方法具有高度的通用性，已成功地与T₁加权、T₂加权、SSFP和SPGR技术相结合，在临床可接受的扫描时间内产生高

质量的MR图像。其中IDeal-SPGR生成的具有T_1加权对比的髋关节三维高分辨率图像非常适合在MRA中评估软骨形态。有研究显示，与标准MRA相比，IDeal-SPGR对软骨损伤具有相似的敏感度和较低的特异度，但对软骨损伤分级的精确性明显提高（图1-2-12）。

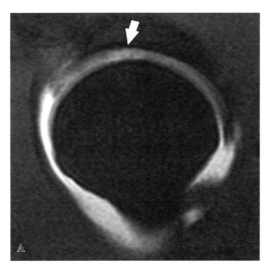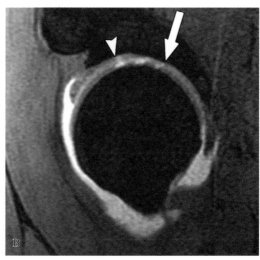

图1-2-12　IDeal-SPGR关节造影的优势

A.矢状位T_1WI脂肪抑制MRA显示股骨头前上方关节软骨损伤（短箭）；B.IDeal-SPGR软骨序列图像除显示股骨头前上方关节软骨损伤（箭头）外，还显示了标准MRA关节造影未显示的后上部软骨病变（长箭）

引自：Blankenbaker D G，Ullrick S R，Kijowski R，et al，2011. Comparison of IDeal-SPGR Volume Sequence to Standard MR Sequences in the Detection and Grading of Cartilage Lesions. Radiology，261（3）：863-871.

3.关节软骨生化特征的MRI　MRI是一种适于评估关节透明软骨的非侵入性的检查方法。传统的MRI序列对软骨的定性、宏观变化（如厚度和体积）是有效的。具体地说，常规MRI和MRA都被用来检测髋关节软骨异常，然而，这些大体结构的改变往往发生于病变晚期，此时治疗方案可能仅限于侵入性的外科重建术。为了在软骨大分子基质发生大体形态学损伤之前定量检测软骨的生化和微观变化，目前已探索出多种先进的MRI技术，提供透明软骨分子成分的相对定量信息，如糖胺聚糖（GAG）、蛋白多糖（PG）的相对定量信息。这些技术包括T_2和T_2^*mapping，T_1 rho和软骨延迟钆增强MRI（delayed Gadolinium-enhanced MRI of cartilage，dGEMRIC）。其中，dGEMRIC和T_2 mapping是最常用的软骨生物力学定量序列。

dGEMRIC依靠软骨中的蛋白多糖含量作为软骨健康的指标。在骨关节炎的早期，软骨中带负电荷的糖胺聚糖（GAG）分子丢失，而整个软骨厚度无明显改变（常规显示形态学的MR序列无法检测到此阶段的软骨损伤）（图1-2-13）。dGEMRIC检查需要静脉注射带负电荷的钆对比剂，注射一段时间后，对比剂将以和软骨中GAG含量成反比的速率渗入软骨中。dGEMRIC检查反映了对比剂渗入软骨的速率，间接反映了软骨中GAG含量的改变。为了使dGEMRIC有效检测软骨的早期损伤，推荐剂量为0.2ml/kg体重，或推荐使用临床2倍剂量，但由于与体重指数（BMI）为20的受试者相比，BMI为45的受试者的Gd-DTPA（2-）血浆水平高1.4倍，因此需要根据BMI进行校正。一些学者主张使用3倍剂量提高dGEMRIC对GAG微小变化的敏感度。然而，由于对比剂反应的风险，大多数临床研究使用双剂量对比剂注射。

软骨的横向弛豫时间（T_2）是评估水和胶原含量变化及组织各向异性的敏感参数。T_2 mapping是测量组织T_2值的一种MR定量技术，是评估关节软骨胶原含量最常用的生化MR技术。软骨的T_2值（ms）在分子水平上反映了水与细胞外基质的相互作用。水化和胶原各向异性的变化是软骨退化的早期指标，可以通过T_2 mapping定量显示（图1-2-14）。胶原纤维的方向决定了关节软骨的层次，健康的关节软骨中，因为软骨深层垂直于骨皮质的胶原纤维的各向异性，T_2值从软骨深层到表层逐渐增大。根据这一特点，可以利用T_2 mapping区分软骨不同修复过程的修复组织，评估软骨修复组织的成熟程度。因此，T_2 mapping是评估关节软骨及软骨退变和软骨修复过程的重要成像方法。

T_1rho（$T_1\rho$）MRI是评价透明软骨的另一种技术，对蛋白多糖（PG）的含量敏感。有研究指出，PG

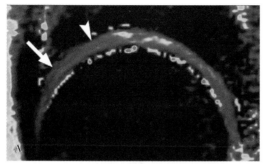

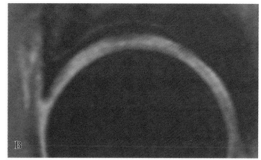

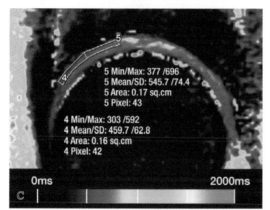

图 1-2-13 髋关节的 dGEMRIC 成像

A.矢状 T_1WI 显示髋臼边缘软骨（长箭）的 T_1 值较邻近软骨（箭头）低。B.与 A 同层面的矢状三维双回波稳态图像未显示软骨缺损。C.分别测量 A 中的髋臼边缘软骨及邻近软骨的 T_1 值，髋臼边缘软骨 T_1 值（4＝459.7ms）较邻近软骨 T_1 值（5＝545.7ms）减少，与相应区域的糖胺聚糖减少有关

引自：Sutter R，Zanetti M，Pfirrmann C W A，2012. New developments in hip imaging［J］. Radiology，264（3）：651-667.

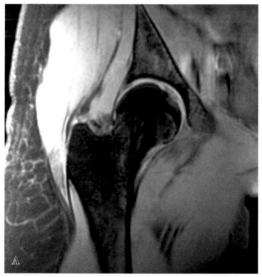

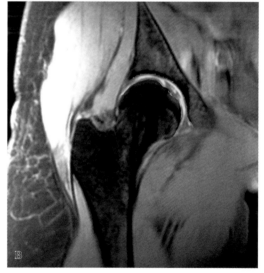

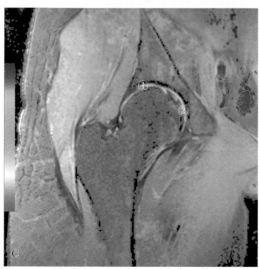

图 1-2-14 正常髋关节 T_2 mapping

A.SPGR 示股骨头及髋臼关节软骨光整，厚薄均匀；B.为软骨的 T_2 mapping 彩色叠加图，软骨色彩均匀；C.测量①、②感兴趣区的 T_2 值分别为 35ms、42ms

耗竭与 $T_1\rho$ 弛豫时间变化之间存在相关性。基于像素的信号强度和数学算法生成连续的定量 $T_1\rho$ 弛豫时间（以毫秒表示的连续定量值），可以生成 $T_1\rho$ 彩色图，叠加到与 $T_1\rho$ 序列空间匹配的MR解剖图像上，可以可视化 $T_1\rho$ 值的分布，$T_1\rho$ 值的分布与透明软骨的蛋白多糖浓度成反比（图1-2-15）。

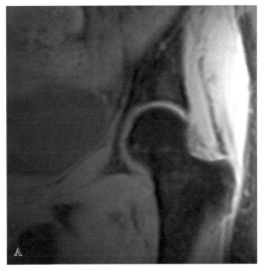
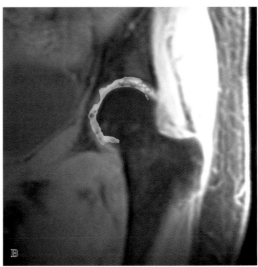
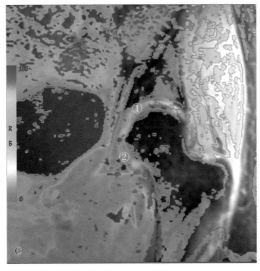

图1-2-15　髋关节 $T_1\rho$ 成像

A.SPGR图，关节软骨未见明显异常；B.MR解剖图与组织的 $T_1\rho$ 彩色图的叠加；C.分别测量感兴趣区①及②的平均 $T_1\rho$ 值：① 54.94ms；② 37.78ms。①区 $T_1\rho$ 值的升高，提示可能存在早期退变。$T_1\rho$ 值的升高反映了蛋白多糖的消耗

$T_1\rho$ MRI是一种有前景的软骨成像技术，与dGEMRIC、T_2 和 T_2^* 成像一起，实现对软骨状态的可靠、客观、无创性定量研究。目前，大多数骨关节炎（osteoarthritis，OA）的治疗主要集中在对症治疗上。先进的MR软骨生化成像技术的开发使在出现症状或严重关节损伤之前更早地发现软骨改变成为可能，OA的治疗重点也将向以预防性治疗为主的方向转移，而这些成像方案也可作为早期发现及监测软骨病变进展和疗效评估的有效检查方案。

4.坐骨神经成像

（1）坐骨神经解剖特点：坐骨神经是人体内最粗大的神经，由骶丛分出，其起始部横径约2cm，由腓总神经和胫神经组成，被1个总的纤维鞘包绕。65%～84%的坐骨神经在盆腔内行走于梨状肌前缘，并于梨状肌下缘出坐骨大孔离开骨盆，因而梨状肌常作为坐骨神经的定位标志，同时于梨状肌下缘出骨盆的还有臀下动、静脉。

（2）成像基础：坐骨神经呈等 T_1 信号，包绕坐骨神经周围的脂肪呈高信号，与坐骨神经伴行的血管呈流空信号，这种良好的MR对比能清晰显示坐骨神经，因而能直观评价盆腔段坐骨神经本身及周围的病理改变，对临床怀疑梨状肌出口综合征等疾病诊断有显著的帮助。另外，T_2WI能敏感显示坐骨神经急性损伤阶段的神经肿胀和含水量增加。因此，目前磁共振神经成像（magnetic resonance neurography，MRN）已

成为坐骨神经病变的常规检查方法。

（3）扫描序列：用于腰骶丛及坐骨神经成像的MR技术主要有3D-STIR-TSE、自旋回波的水脂分离序列、三维快速梯度回波的选择性水激励脂肪抑制序列、弥散张量成像（diffusion tensor imaging，DTI）及背景抑制的全身弥散成像（diffusion weighted whole body imaging with background body signal suppression，DWIBS）。为了解坐骨神经及其走行区周围软组织情况，在行神经成像之前应常规行横轴位T_1WI及T_2WI FS扫描，如需鉴别神经损伤、肿瘤或炎症，还需要行增强扫描。

1）3D STIR-TSE：该序列采用3D快速自旋回波序列结合STIR脂肪抑制（GE称为3D CUBE，飞利浦称为3D VISTA或View，西门子称为3D SPACE），利用神经内膜内低蛋白的水分子与周围组织横向弛豫时间差别成像，通过显示神经内膜内的水来勾勒出周围神经结构。常规扫描斜冠状位，以标准矢状位为定位图，根据坐骨神经走向，其定位线向后倾斜约10°，前后范围应包括第1、2骶椎体。由于该序列主要是以T_2加权为主，可以真正反映神经自身的病理状态，同时采用STIR进行脂肪抑制，受磁场不均匀性影响较小，背景脂肪抑制相对干净，所以是目前周围神经成像的首选序列，特别是在臂丛神经的MRI中应用比较多，但同时存在的一个问题是静脉和淋巴系统抑制效果差，影响对神经的观察。

2）自旋回波的水脂分离序列：该序列是自旋回波与水脂分离技术的结合（GE称为T_2-IDeal，飞利浦称为mDIXON XD TSE，西门子称为DIXON），所采用的三点水-脂分离方法是最新的水脂分离技术，比频率选择性脂肪抑制具有更高的信噪比，并通过更薄的层厚或增加成像矩阵获得更高的分辨率。与其他脂肪抑制方法比较，水脂分离序列对磁场不均匀性的敏感度较低，即使在复杂的磁环境中也能获得均匀的脂肪抑制效果。该序列同样存在周围血管信号较高的问题（图1-2-16）。

3）三维快速梯度回波的选择性水激励脂肪抑制序列：该序列在飞利浦称为PROSET，其原理为水和脂肪中的质子在相同场强条件下的共振频率不同，在此基础上施加一个选择性激励脉冲，使组织中的脂肪信号受到选择性地抑制，而富含水的组织信号如椎管、神经根及根鞘呈高信号。该序列的缺点是肌肉组织信号较高，一定程度上影响神经的观察（图1-2-17）。

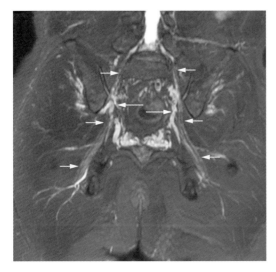

图1-2-16　T_2-IDeal

双侧坐骨神经（短箭）显示清晰，周围见较多的血管影（长箭）

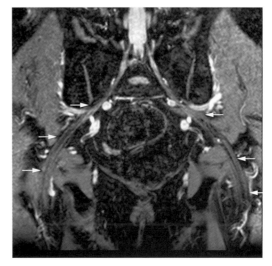

图1-2-17　坐骨神经PROSET扫描

双侧坐骨神经清晰显示（箭）

4）DWIBS：弥散序列DWI和脂肪抑制技术STIR相结合，脂肪抑制较好。主要原理：由于存在神经髓鞘等结构，水分子在神经内扩散呈各向异性，水分子在垂直于神经纤维方向上的扩散运动受到一定的限制呈现高信号，这样能够显示神经纤维的走行。缺点：弥散序列空间分辨率不高，主要用于显示比较粗大的外周神经，如臂丛、腰骶丛及坐骨神经（图1-2-18）。

5）DTI：利用水分子在髓鞘内各向异性扩散的特性显示周围神经。DTI可通过追踪神经纤维束显示神经走行，还可定量测量各项异性分数（fraction anisotroph，FA）值及表观弥散系数（apparent diffusion coeffecient，ADC）值，对于诊断疾病有一定的帮助。DTI常用于显示视神经与腰骶丛神经，但是由于空间分辨率低，扫描时间长，实际应用较少。

除上述序列外，还有GE公司的3D MERGE（3D multiple-echo recalled gradient echo）、3D FGRE IDeal，飞利浦公司的3D SHINKEI（SIIeath signal increased with INKed rest-tissue rarE Imaging，Philips Healthcare）序列。3D MERGE序列是GE公司开发的多回波合并的GRE序列，具有信噪比高、空间分辨率高，采集速度快、磁敏感伪影少的特点，因此提高了神经显示率，更加清晰地显示神经解剖结构（图1-2-19）。3D SHINKEI序列利用绝热反转恢复脂肪抑制技术实现均匀的脂肪饱和并用运动敏感驱动的平衡脉冲技术抑制血管信号，从而选择性显示腰骶丛神经。该序列与3D STIR-TSE相比最大的不同在于血管的信号被抑制而突出显示神经，所以在坐骨神经的成像中具有很大的优势。

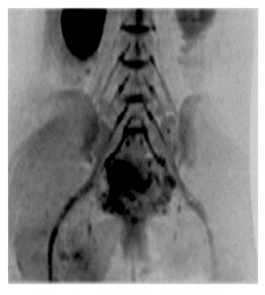

图1-2-18　腰骶丛及坐骨神经DWIBS

显示腰骶丛及双侧坐骨神经清晰，右侧坐骨神经较为粗大（扫描及后处理技术：STIR-DWI，b值600，横轴扫描，层厚4mm，沿着腰骶丛及坐骨神经长轴重建冠状位图，层厚36mm，最后反转，产生类PET效果）

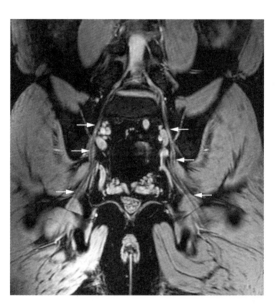

图1-2-19　坐骨神经3D MERGE

图像分辨率高，双侧坐骨神经清晰显示（箭）

（杨清华　马立恒）

第三节　髋关节磁共振阅片内容

MRI由于软组织分辨力高而广泛应用于肌骨系统，在髋关节中，横轴位、斜冠状位、斜矢状位均可观察股骨头是否存在骨折或骨挫伤、发育异常、缺血性坏死，髋臼是否存在撕脱骨折或发育变异（如髋臼发育不良），覆盖股骨和髋臼的软骨表面是否有软骨裂隙、磨损、变薄或缺损，还可在关节腔内寻找是否存在软骨碎片或游离体。利用磁共振可以观察髋臼前方、上方、后方的髋臼盂唇撕裂、分离、磨损和退变情况。同时磁共振也可以评估臀部肌肉和肌腱是否有撕裂或拉伤；大粗隆和髂腰肌肌腱滑囊是否有滑囊炎。在大的FOV斜冠状位图像上可以观察其他骨盆骨，包括耻骨联合、耻骨上支和下支、髂骨、骶髂关节、骶骨等。

一、斜冠状位磁共振阅片内容

（一）股骨、髋臼、其他骨盆骨

观察股骨颈、大粗隆、小粗隆及髋臼有无骨折，也要观察股骨头是否有骨折、缺血性坏死（avascular necrosis of femoral head，AVN）或其他原因引起的骨髓水肿（图1-3-1）。能引发骨髓水肿的疾病包括一过性骨质疏松、软骨下骨折或软骨损伤、变性。当外伤后股骨头出现明显水肿时，为了避免漏诊，应仔细寻找细微的软骨下小梁骨折线。若患者近期出现非创伤性髋关节疼痛，需要鉴别引起弥漫性骨髓水肿的疾病，包括软骨下骨折（不全性骨折）、髋关节一过性骨质疏松、缺血性坏死、感染及肿瘤。在T_1加权像和T_2加权像上，软骨下骨折表现为股骨头上缘软骨下骨内的不规则低信号骨折线。软骨下骨折线可能非常细小，高分辨率磁共振成像检查有助于发现细微的骨折。

观察髋臼形状时，如发现髋臼较浅或股骨头未被髋臼充分覆盖，可提示髋臼发育不良。成年人单侧轻度髋关节发育不良并不少见，可以在大的FOV斜冠状位图像上对照观察双侧髋关节形态是否对称，并有助

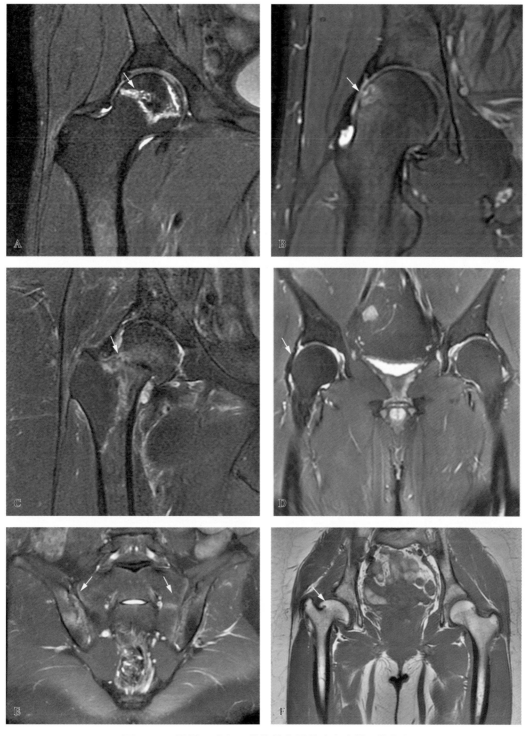

图1-3-1 股骨、髋臼、其他骨盆骨的病变（斜冠状位）

A.股骨头坏死；B.软骨下不全性骨折；C.股骨颈骨折；D.凸轮型髋关节撞击；E.强直性脊柱炎所致骨髓水肿；F.右侧髋关节发育不良

于发现髋臼的其他细微病变。髋臼发育不良与髋臼盂唇撕裂及早期骨关节炎（OA）密切相关，这类疾病称为外侧缘综合征（lateral rim syndrome）。髋臼轻度发育性变浅，容易引起软骨的早期退行性改变和髋臼盂唇撕裂。浅髋臼在斜冠状位上显示最佳。由于骨盆是红骨髓的主要储备部位，因此骨盆和股骨的骨髓信号通常是不均匀的，需多平面、多序列观察，以便与其他疾病鉴别。

骨盆大FOV斜冠状位图像（包全双侧髋关节）是评估其他骨盆骨和关节的最佳方法，可以观察耻骨联合骨折、增生、骨刺形成及耻骨上下支骨折（包括功能不全性骨折、应力性骨折或创伤性骨折），可以分析判断髂骨的骨折、肿瘤及其他原因所致的骨髓信号异常，可以显示骶髂关节是否有创伤后变化。骶骨也是创伤性和不全性骨折的好发部位。

（二）关节软骨

软骨不仅覆盖髋臼关节面，也覆盖股骨头至股骨头颈交界面，仅在股骨头内侧的小凹内无软骨覆盖，内为脂肪组织及圆韧带充填。软骨的观察要点包括软骨是否有撕裂、缺损、变薄或纤维化，软骨下是否有囊变及水肿（图1-3-2）。若存在关节软骨撕脱、变性，我们可以在关节腔内（向下延伸至股骨颈和股骨转子的交界处）观察到游离体。通常，早期关节软骨退变见于髋关节前上象限，伴有髋臼前上缘骨髓水肿和前上髋臼盂唇的撕裂。髋关节撞击综合征是引起软骨损伤的常见原因，包括关节内髋关节撞击和关节外髋关节撞击。髋关节撞击表现为髋臼软骨缺损、软骨下骨髓水肿、髋臼盂唇撕裂，主要位于髋臼前外侧，常合并股骨前外侧头颈交界处软骨下囊变。

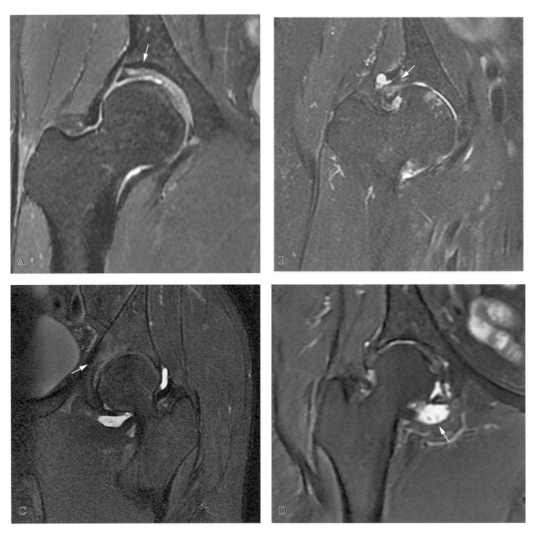

图1-3-2　髋关节软骨

A.软骨退变；B.前上唇撕裂伴软骨损伤、软骨下囊肿形成；C.软骨损伤伴软骨下骨髓水肿；D.关节腔内软骨游离体

（三）髋臼盂唇

髋臼盂唇是附着在髋臼边缘的U形纤维软骨环，在髋臼切迹处与横韧带相连，形成一个完整的环形结构。正常髋臼盂唇在MR图像上一般为三角形，低信号，边缘光滑。通过观察前后连续的斜冠状位图像可以清晰观察前上唇、上唇、后上唇及髋臼窝。髋臼盂唇的MR显示方法包括横轴位、斜冠状位、斜矢状位及放射状扫描，以放射状扫描图显示最佳，可以准确评估髋臼盂唇的形态、撕裂情况及对髋臼盂唇撕裂进行分级。

在观察髋臼盂唇损伤时，常使用Blankenbaker钟面描述髋臼盂唇撕裂的位置。Blankenbaker钟面将髋臼缘按照时钟图分为12个钟点，3点钟为前，9点钟为后，12点钟为上，6点钟为下，左右定位相同。因此，磁共振上需要结合斜矢状位图像进行定位。质子加权图像可以清晰分辨高信号骨髓和低信号的髋臼盂唇，观察髋臼及股骨近端骨质情况，有助于判断有无骨质增生、髋臼过度覆盖或髋臼发育不良等。

髋臼盂唇撕裂分为外伤性及继发性，继发性常见于撞击综合征、髋臼发育不良、髋臼不稳、退行性变。髋臼盂唇撕裂常见于前唇上部及外上唇前部，前上唇病变常伴有前上唇软骨变性，后唇撕裂较为少见。髋臼盂唇撕裂表现为髋臼盂唇内线状或不规则形液体信号，累及关节面或关节囊，有时可见髋臼盂唇与髋臼软骨附着处出现囊性液体信号，表示髋臼盂唇部分或完全分离并形成盂唇旁囊肿（图1-3-3）。盂唇旁囊肿位于髋臼周围的软组织内，大小介于数毫米至数厘米。可以表现为单一囊肿或多房囊肿，偶尔可见多个直径约几毫米小囊肿沿髋臼盂唇弧形排列。盂唇旁囊肿常提示髋臼盂唇撕裂，但髋臼盂唇撕裂并不一定伴有盂唇旁囊肿。髋臼盂唇撕裂需与盂唇的正常解剖变异鉴别，如盂唇下沟（也称盂唇下隐窝）和盂唇旁沟。

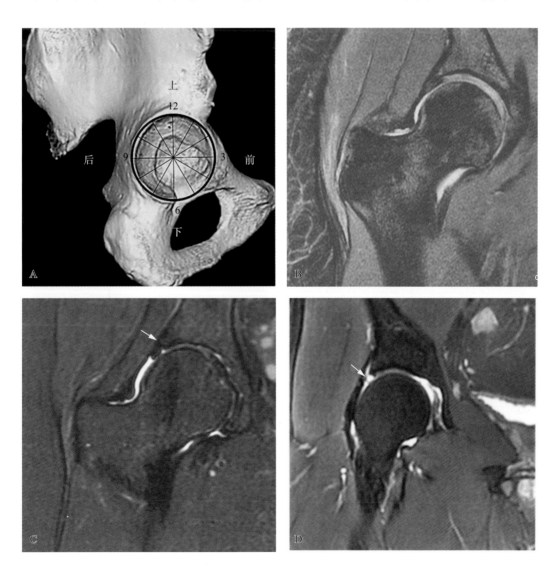

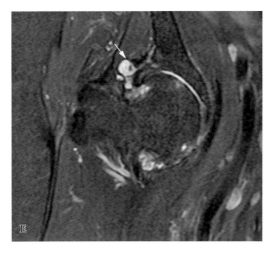
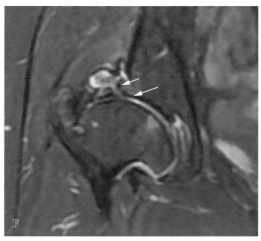

图1-3-3　髋臼盂唇

A.定位盂唇病变的Blankenbaker钟面；B.正常外上唇；C.髋臼盂唇下沟；D.髋关节撞击所致髋臼盂唇损伤；E.重度髋臼盂唇撕裂伴唇旁囊肿；F.髋臼盂唇撕裂并唇旁囊肿（短箭），同时有髋臼软骨损伤（长箭）

（四）肌肉和肌腱

运动常造成肌肉损伤，包括挫伤和拉伤，挫伤常见肌肉深处血肿，拉伤的典型MRI征象为肌肉水肿、纤维断裂及血肿形成。根据分级，肌肉损伤可表现为"羽毛状"水肿、肌肉-肌腱结合部部分性撕裂或完全性撕裂、肌肉回缩、撕脱骨折，均可在斜冠状位上观察，结合周围结构情况及斜矢状位观察可进一步确认（图1-3-4）。迟发性肌肉疼痛水肿常比较分散，而不局限于肌腱处，可持续数周。

臀小肌和臀中肌分别附着在大粗隆的前方和侧方，内收肌附着于耻骨下支，髋部外侧和内侧肌腱附着处均可拉伤、部分性撕裂或完全撕脱，可同时伴撕脱骨折。臀中肌和臀小肌肌腱被称为髋关节的髋袖，这些肌腱的变性和部分性撕裂被称为"大粗隆疼痛综合征""髋关节旋转袖撕裂"或"髋关节旋转袖损伤"，中老年患者极为常见。髋部后方起自坐骨的腘绳肌腱为常见的肌腱撕裂和骨性撕脱的部位，尤其是好发于跳高运动员。髋部前方的肌腱分别附着在髂前下棘和髂前上棘，其损伤最常见于儿童和青少年运动员，可为肌腱撕裂，或肌腱撕裂合并撕脱骨折等。

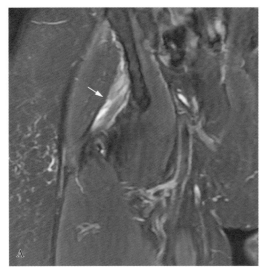
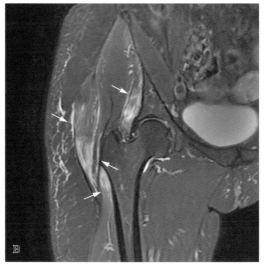

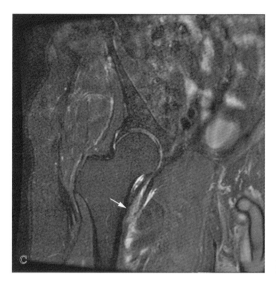

图1-3-4 肌肉和肌腱

A.臀小肌损伤；B.臀小肌、臀中肌、臀大肌、股外侧肌损伤水肿；C.髂腰肌及肌腱止点部分撕裂

（五）滑囊

髋关节周围约有20个滑囊，主要位于反复摩擦或压力较大的区域，如骨与肌肉间、肌肉与肌肉间、肌肉与肌腱间、肌腱与皮肤间，滑囊内衬滑膜。临床上常见的滑囊有髂腰肌滑囊、大粗隆滑囊、髂耻滑囊、坐骨结节滑囊（图1-3-5）。大粗隆滑囊位于大粗隆的外侧及侧后方，斜冠状位图像可以评估滑囊是否肿胀、

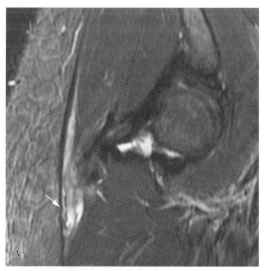

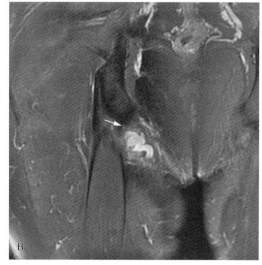

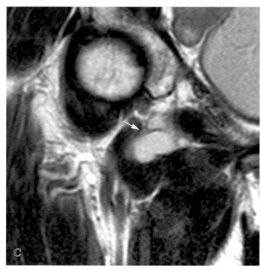

图1-3-5 滑囊

A.大粗隆滑囊；B.坐骨结节滑囊炎；C.耻骨肌滑囊

积液，若观察到滑囊内有液体积聚，边界清晰，需注意滑囊炎可能。大粗隆滑囊炎通常因臀中肌和臀小肌肌腱的大粗隆附着点处出现肌腱病、张力增加或撕裂引起，常见于老年患者，临床症状类似于骨折所致的疼痛。

（六）神经

结合MR形态学成像及功能成像（如DWI、DTI等），可将髋关节周围神经如股神经、坐骨神经等较好地显示出来。MR可以观察神经损伤、断裂、纤维化、神经瘤等，也能直观地分析盆腔、大腿段神经与周围结构的关系，如因梨状肌病变压迫坐骨神经导致的梨状肌综合征。坐骨神经损伤的MRI可以表现为T_2WI上信号增高、神经增粗、周围筋膜增厚、肌肉水肿，DWI信号增高（图1-3-6）；DTI的FA（各向异性分数）可以反映神经纤维结构是否完整，任何程度的神经损伤都会导致FA值下降，径向扩散系数（RD）反映髓鞘结构是否完整，若FA值减少、RD值增加提示可能存在神经损伤。

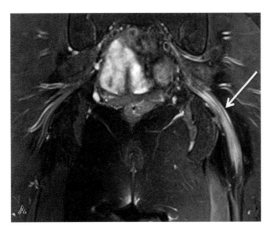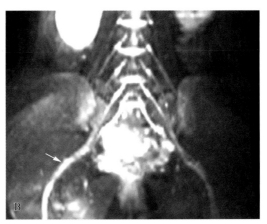

图1-3-6　坐骨神经病变

A. T_2WI示左侧坐骨神经明显增粗（长箭），信号增高，右侧坐骨神经信号正常；B.32岁女性，长期右臀部疼痛，DWI显示右侧坐骨神经增粗

图A引自：Kumar H，Li Y B，2013．Teaching NeuroImages：Sciatic neuropathy after heroin abuse ［J］．Neurology，81（8）：e51．

二、横轴位MR阅片内容

（一）股骨、髋臼及其他骨盆骨的骨性结构

横轴位可以观察髋臼及股骨近端骨质情况，有助于判断有无骨质增生、髋臼过度覆盖或髋臼发育不良等情况，同时可以进一步评估股骨头坏死程度、股骨和髋臼的骨折、累及股骨髓腔的骨髓炎、钳夹型股骨头撞击综合征及软骨下囊肿（图1-3-7）。

（二）关节软骨

横轴位可以清晰显示股骨头内侧和上外侧的软骨及覆盖髋臼前后侧的关节软骨。正常情况下，髋臼窝无软骨覆盖，为充填的脂肪组织及圆韧带结构。软骨退变时，可以在关节内找到游离体（图1-3-8）。

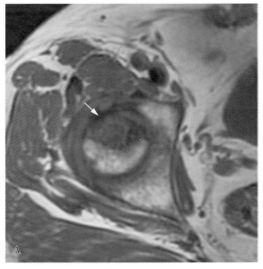

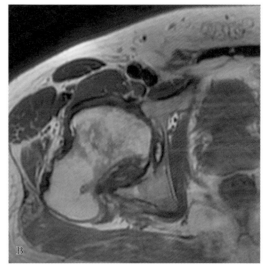

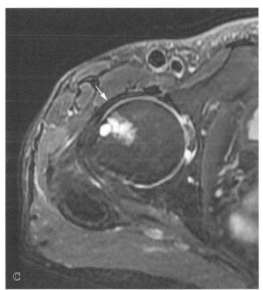

图1-3-7　股骨、髋臼、其他骨盆骨病变

A.股骨头缺血性坏死；B.髋关节发育不良；C.软骨下囊肿

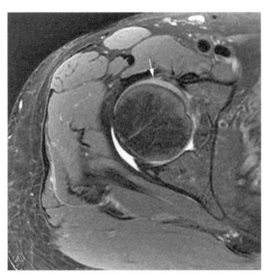

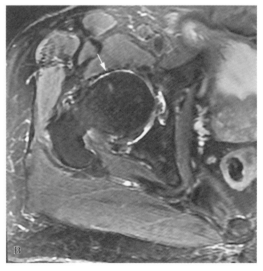

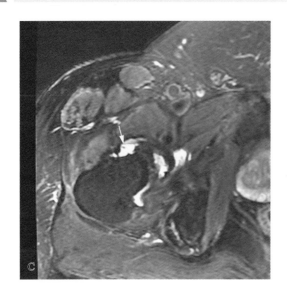

图1-3-8　软骨病变

A.正常软骨；B.软骨退变；C.关节游离体

（三）髋臼盂唇

前唇和后唇在横轴位上显示最佳。同时，横轴位还可以观察髋臼盂唇的正常变异，如盂唇下隐窝或盂唇下沟，需要与髋臼盂唇撕裂鉴别（图1-3-9）。横轴位质子密度加权图像（PDWI）可以清晰分辨高信号的骨髓和低信号的髋臼盂唇。

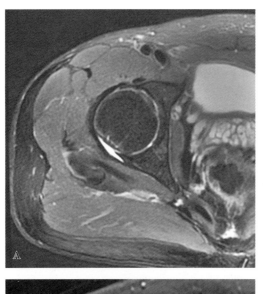

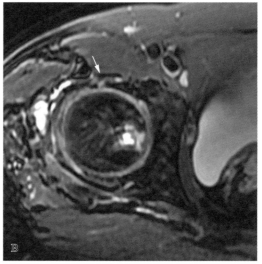

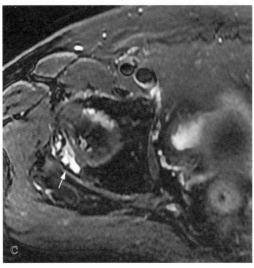

图1-3-9　髋臼盂唇

A.正常前上盂唇和后上盂唇；B.前盂唇撕裂；C.后上盂唇撕裂伴盂唇旁囊肿

（四）肌肉和肌腱

臀中肌及臀小肌肌腱附着处在横轴位清晰可见，并可进一步确定肌腱撕裂的程度及性质（图1-3-10）。横轴位可以观察内收肌、股直肌、缝匠肌和髂腰肌，也可以观察闭孔内肌和闭孔外肌肌腱末端附着于股骨大粗隆内后方股骨转子窝内的部分。起自坐骨的腘绳肌肌腱也可以在横断面上观察到。此外，还可以很好

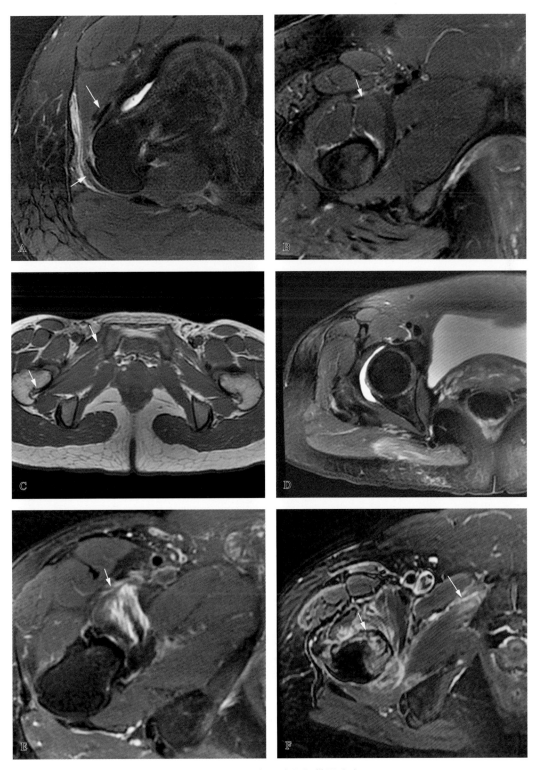

图1-3-10　正常肌腱和韧带及病变

A.臀小肌、臀中肌股骨大粗隆附着处；B.正常髂腰肌；C.闭孔外肌起止点；D.臀大肌损伤伴皮下组织水肿；E.髂腰肌肌腱部分撕裂；F.股骨颈骨折（短箭）并闭孔外肌水肿（长箭）

地观察梨状肌及坐骨神经与髋臼之间的关系，正确诊断怀疑解剖学异常所致的梨状肌综合征。

（五）髂腰肌和大粗隆滑囊

髂腰肌滑囊位于髂腰肌肌腱内侧及髋关节前方之间，当滑囊内无液体积聚时可以不显示。滑囊可因髋关节反复屈曲运动而出现炎性反应和肿胀，出现弹响髋或继发与髋关节囊沟通（图1-3-11）。大粗隆滑囊位于臀大肌腱膜与大粗隆之间，若斜冠状位上怀疑为大粗隆滑囊炎，可通过横轴位扫描进一步证实。

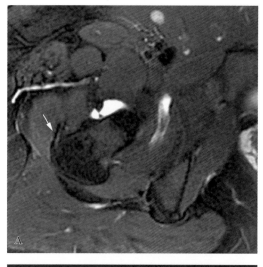
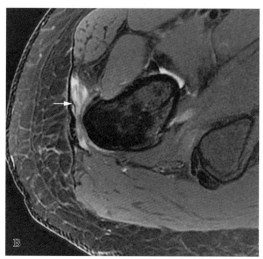
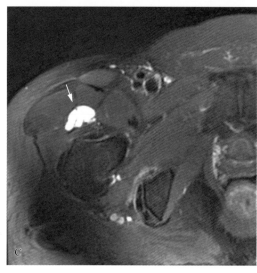

图1-3-11　滑囊
A.臀大肌腱膜；B.大粗隆滑囊；C.髂腰肌滑囊

（六）关节囊

关节囊结构还包括前方增厚的髂股韧带和后方增厚的坐骨韧带。对关节囊的观察主要是检查其是否有撕裂，特别是髋关节脱位的患者（图1-3-12）。

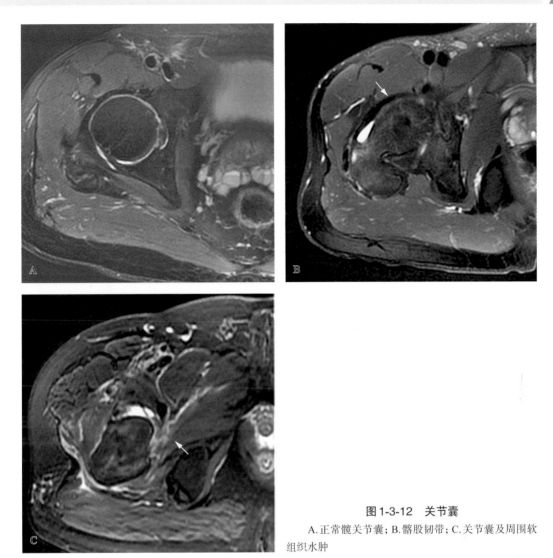

图1-3-12　关节囊

A.正常髋关节囊；B.髂股韧带；C.关节囊及周围软
组织水肿

三、斜矢状位MR阅片内容

（一）股骨及髋臼的骨性结构

斜矢状位可以观察股骨和髋臼骨折、股骨头坏死、水肿或骨内肿块是否累及股骨和髋臼（图1-3-13）。结合斜冠状位及横轴位图像可以三维观察股骨及髋臼异常。

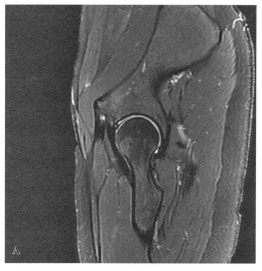
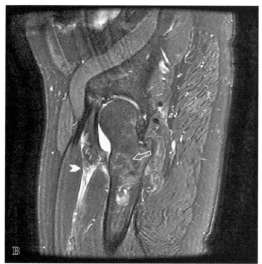
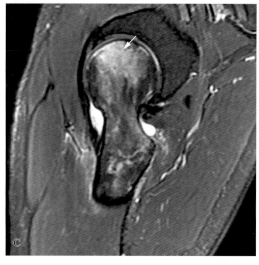

图1-3-13 股骨和髋臼

A.正常股骨、髋臼骨；B.股骨粗隆间骨折并骨髓水肿（空心箭），合并关节囊、邻近肌肉及肌腱损伤（燕尾箭）；C.一过性骨质疏松骨髓水肿（白箭）

（二）关节软骨面

斜矢状面可以进一步评估股骨头和髋臼的关节软骨及软骨下骨的病变（图1-3-14）。

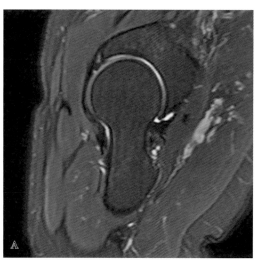
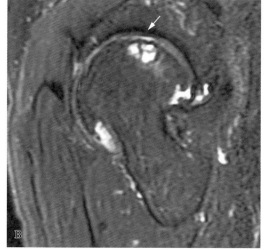

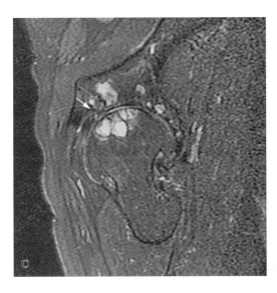

图1-3-14　软骨

A.正常软骨；B.软骨退变伴软骨下囊肿；C.重度软骨退变伴软骨下囊肿形成

（三）髋臼盂唇

前上唇撕裂和分离在斜矢状位上显示良好。前上唇病变常伴有前上唇软骨变性（图1-3-15）。斜矢状位可以由前至后评估整个髋臼盂唇的形态及撕裂情况并进行分级。若在MR图像上观察到髋臼前盂唇与关节囊内存在少量液体，可能为盂唇旁沟，不要误诊为髋臼盂唇撕裂，可在三个平面上多角度观察。

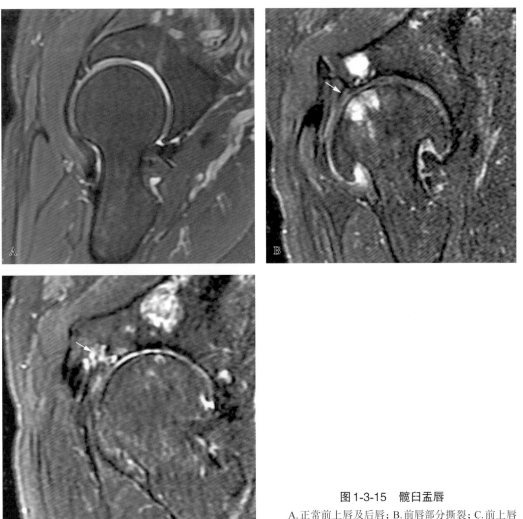

图1-3-15　髋臼盂唇

A.正常前上唇及后唇；B.前唇部分撕裂；C.前上唇撕裂伴软骨退变

（四）肌肉及肌腱

在斜矢状位可以清晰显示闭孔内肌、闭孔外肌、上孖肌、下孖肌及股方肌及肌腱病变，髂腰肌肌腱及其滑囊炎也显示良好，还可以评估臀小肌和臀中肌附着于大粗隆上的肌腱是否存在撕裂和肌腱变性，髂腰肌、臀大肌、臀中肌、臀小肌是否有损伤、撕裂等（图1-3-16）。

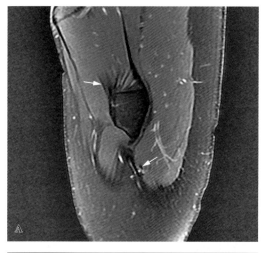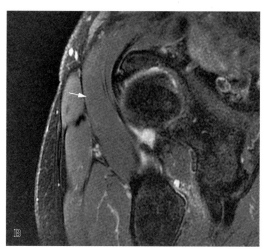
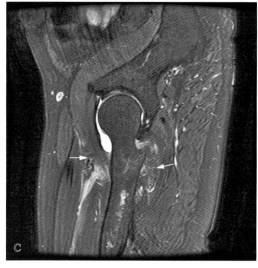

图1-3-16　肌肉和肌腱
A.T$_2$FS正常臀肌肌腱股骨附着处；B.髂腰肌走行；
C.髂腰肌、股方肌损伤

（赵　曼　马立恒）

第四节　髋关节临床查体

髋关节临床查体是骨科医师的基本功，对于确立髋关节疾病的疼痛来源、疾病性质和疾病累及的解剖结构具有重要作用。临床查体所获得的信息对于影像科医师确定病变部位、范围及性质也有重要的参考价值。

正规的临床查体通常包括视、触、动、量四个步骤，还包括一些其他有针对性的特殊检查，本节着重从视、触、动、量方面介绍评估髋关节疾病的常用临床查体。

一、视诊

视诊包括动态和静态的观察。

（一）动态观察

主要是评估患者的步态。髋关节病变产生的异常步态包括：抑痛步态、臀大肌步态、Trendelenburg步态、下肢不等长步态等。

1.抑痛步态　表现为患肢支撑期缩短，承重时间缩短。出现这类步态与髋关节、骨盆或下腰部病变引起的疼痛有关。

2.臀大肌步态　表现为患者在行走时腰部前凸、胸部后仰，患肢在支撑期时膝关节绷直，提示臀大肌等髋关节后伸肌群无力。

3. Trendelenburg步态　需要从患者后方进行观察，当患者患侧肢体承重，健侧肢体抬起时，健侧髂后上棘低于患侧。提示臀中肌等髋关节外展肌群无力。如果双侧髋关节外展肌群无力，则表现为"鸭步"。

4.下肢不等长步态　需要进行鉴别，因为存在髋关节内收受限，骨盆倾斜所产生的假性下肢不等长。

（二）静态观察

首先嘱患者站立位进行观察，暴露范围最好包括脐部以下至大腿中段。检查女性患者时需要有家属或女性医护人员在场。

1.从前方观察患者髂前上棘连线是否与地面平行　髋关节疼痛患者常在站立位时屈髋屈膝以减小患侧髋关节承担的压力，重心也会向健侧偏移。

2.从后方观察有无脊柱的侧凸畸形　嘱患者向前方弯腰观察有无躯干旋转，向两侧弯腰观察侧方屈曲角度是否一致。还需观察有无骨盆倾斜，有无造成骨盆倾斜的骨性因素包括双下肢不等长、关节脱位、脊柱侧凸等，有无软组织因素包括肌肉挛缩、髂腰肌痉挛等。

3.从侧面观察有无腰椎过度前凸或椎旁肌痉挛　腰椎前凸增大常见于屈髋挛缩畸形或双侧髋关节脱位；而椎旁肌痉挛可加大髋关节负荷引发髋部疼痛。

如果步态检查中发现双下肢不等长，可通过以下方法鉴别真性和假性下肢不等长：第一，测量肩关节至同侧髂嵴的距离，如果不等长则提示脊柱可能存在畸形；第二，测量髂前上棘连线和髂后上棘连线是否和地面平行，以鉴别骨盆是否倾斜；第三，测量髂前上棘至同侧内踝的距离，如果不等长则提示存在真性下肢不等长。此外，还应当观察髋关节周围皮肤的颜色和肌容积，是否有包块、瘢痕、窦道、浅表静脉曲张等。注意观察皮纹，若双侧腘窝皮纹和臀纹位于不同水平，往往提示肢体可能存在不等长。

坐位检查也可以观察到抑痛体位。患者身体向健侧髋关节倾斜，避免患侧髋关节过度屈曲，以减小关节囊张力。

平卧位检查可观察下肢长度和下肢位置。观察双侧内踝尖是否位于同一水平，可初步判断下肢是否等长，但需排除因髋关节明显屈曲畸形导致的下肢不等长。

二、触诊

触诊通常包括髋关节周围的压痛、局部皮温、感觉，以及肿块或包块等。

1.确定体表解剖标记　根据这些标记可以协助判断和记录髋关节疼痛部位。仰卧位可以采用髂嵴、髂前上棘、耻骨联合作为标记，侧卧位可以采用股骨大粗隆作为标记，俯卧位采用髂后上棘、骶髂关节、坐骨结节作为标记。

2.站立位检查患者　如果压痛点位于大粗隆上方和腹股沟区，患者将大拇指和示指呈字母C形放置于大粗隆上方环绕髋关节外侧，且示指指向腹股沟区，被称为"C"字征阳性，提示疼痛来源于髋关节内。

3.仰卧位触诊　对于髂腰肌肌腱炎或挛缩所引起的内源性弹响髋，可以在腹股沟区域触及摩擦感。髋关节内病变腹股沟区可存在触痛。耻骨上缘压痛提示运动性疝，耻骨联合下缘压痛提示内收肌肌腱损伤。如果在腹股沟区触及可复性肿块，则提示可能存在腹股沟疝。

4.侧卧位触诊　对存在外源性弹响髋的患者，在大粗隆处可触及摩擦感和弹响。对于大粗隆滑囊炎患者，可以触及压痛和捻发感。

5.俯卧位触诊　可发现骶髂关节处的压痛。

三、动诊

应当对髋关节的不同运动方向进行主动和被动的活动检查，观察患者是否存在活动受限，双侧活动度是否一致。对于弹响髋患者可以嘱患者主动进行髋关节屈伸旋转活动，检查是否存在可复制的弹响。嘱患者进行抗阻活动以评估患者的肌力，判断相关支配神经的功能是否正常，如检查臀上神经（外展下肢）时需抗阻力外展双腿，检查闭孔神经（内收下肢）需抗阻力内收双腿，检查股神经（股四头肌）需抗阻力伸膝，检查坐骨神经（腘绳肌和下肢肌肉）需屈膝，并抗阻力背屈、跖屈、内翻、外翻足部。

四、量诊

（一）髋关节活动度

进行髋关节活动度检查通常采取仰卧位，需要保证患者双侧髂前上棘平行，并维持骨盆稳定。可检查髋关节屈曲、后伸、内收、外展及髋关节伸直0°时足部外旋和内旋角度。屈髋90°检查髋关节内旋和外旋角度。俯卧位可检查髋关节后伸0°，屈膝90°时的髋关节内、外旋角度。注意必须两侧对比进行检查并记录。

（二）下肢长度

患者平卧位，保证患者双侧髂前上棘平行，骨盆维持稳定，可测量髂前上棘至内踝下缘的长度，进行双侧对比，以判断下肢是否等长。

（三）大腿周径

通常在髌骨上极近端10cm测量大腿周径，进行双侧对比，判断肌肉容量。

（四）多发关节松弛的评估

多发关节松弛是指患者全身关节活动范围超过正常人群，可见于某些胶原病变患者，如马方综合征和唐氏综合征等，也可见于某些特定人群，如青少年、舞蹈演员和体操运动员等。

当前国际上多采用Beighton评分来评估患者关节松弛情况，包括：

1.小指掌指关节被动过伸＞90°。

2.拇指被动过伸可与前臂平行。

3.肘关节被动过伸＞10°。

4.膝关节被动过伸＞10°。

5.双膝关节伸直时身体前屈，双手掌可触及地面。

其中1～4条分左右侧，各占1分，第5条占1分，Beighton评分总分为9分。一般认为Beighton评分＞5分或＞6分即为多发关节松弛，但也有一些学者认为Beighton评分＞3分即可定义为多发关节松弛。

五、特殊检查

（一）仰卧位检查

1. Thomas试验　患者仰卧位，一侧肢体被动极度屈髋屈膝，使大腿靠近胸部，如果另一侧肢体能够紧贴桌面则为阴性，如果无法紧贴桌面则为阳性，提示该侧肢体存在屈髋挛缩。多见于骨性结构的屈髋挛缩或者存在髂腰肌腱的挛缩或痉挛。

2.前方撞击试验　患者仰卧位,被动屈髋90°并内收、内旋髋关节,如果引发可复制的疼痛和患者抵抗则为阳性,提示患者存在髋臼股骨撞击症或者髋臼前方盂唇损伤等关节内病变。

3.后方撞击试验　患者仰卧位,将检查侧髋关节置于检查床边,被动伸直髋关节,随后内、外旋髋关节,如果引起髋关节后方可复制的疼痛为阳性,提示患者存在髋臼后方与股骨之间的撞击或后外侧盂唇损伤。需要注意的是,如果患者在外旋过程中出现前方腹股沟区的疼痛和恐惧则提示髋关节前方存在不稳定,此时这种检查方法被称为"前方恐惧试验"。

4.骶髂关节分离试验(4字试验)　也称Patrick试验或屈曲-外展-外旋(flexion abductor external rotation,FABER)试验,患者仰卧位检查,患肢屈曲,外展,外旋呈"4"字,踝关节置于对侧肢体膝关节以上大腿上,阳性表现为外展外旋受限,向下方施加压力出现髋部疼痛,测量股骨外髁与检查床面的距离高于健侧。

4字试验阳性提示患者存在外展外旋受限,多见于髋臼股骨撞击症患者,但缺乏特异性,骶髂关节病变的患者也可出现阳性表现。

5. Drehmann征　患者仰卧位,被动屈曲髋关节,如果在屈曲过程中髋关节出现不可避免的外旋活动则为阳性。常见于凸轮型髋臼股骨撞击症患者,屈髋过程中前方的骨性撞击阻碍屈曲,必须外旋才能继续屈髋。

6.滚木试验(Logroll test)　患者平卧位,双下肢伸直。检查者使患者双侧足部内旋超过中立位,随后放开,足部将回弹到外旋位,如果一侧肢体足外旋角度大于另一侧则为阳性,提示该侧髋关节存在前方关节囊的松弛和不稳定。

(二)侧卧位检查

1. Ober试验　患者侧卧位,检查者位于患者后方,将髋关节置于三个体位:伸髋位、中立位和屈髋位进行检查。

伸髋位检查时,屈膝90°,首先使检查侧髋关节外展,逐渐内收,如果检查侧髋关节无法内收至中立位则为阳性,提示阔筋膜张肌挛缩。中立位检查时,同样屈膝90°并外展髋关节,逐渐内收,如果髋关节无法内收至中立位则为阳性,提示臀中肌挛缩。屈髋位检查步骤同前,如果髋关节无法内收至中立位则为阳性,提示臀大肌挛缩。

2.外展-伸髋-外旋试验　患者侧卧位,检查者位于患者后方,保持膝关节伸直,首先将髋关节置于中立位,随后被动外展、伸直、外旋髋关节,并对大粗隆施加向前的应力,如果髋关节前方出现疼痛和恐惧感则为阳性,提示髋臼前倾、髂股韧带损伤或髋关节前方不稳定。

(三)俯卧位检查

Ely试验　患者俯卧位,髋关节伸直。检查者被动屈曲患者膝关节,在屈膝过程中,如果检查侧髋关节抬离床面则为阳性,提示检查侧髋关节存在股直肌挛缩,如果出现大腿前方的放射性疼痛,则提示脊椎相应节段神经根受压。

以上为常用髋关节临床查体及阳性体征所提示的常见疾病。在临床工作中,必须详细询问患者病史,了解症状发生的起因、时间、损伤机制、加重和缓解因素,并结合患者的年龄、生活习惯、运动方式等才能更深入地了解疾病的病理状态,选择恰当的影像学检查,获得全面而正确的诊断。

(王雪松)

参 考 文 献

[1] 王军,郑卓肇,2011. 3.0 T常规MRI与MR髋关节造影诊断髋臼唇撕裂的对比研究[J]. 中华放射学杂志,(11):1135-1139.

[2] 杨正汉,冯逢,王霄英,等,2010. 磁共振成像技术指南[M]. 北京:人民军医出版社.

［3］Agten C A，Sutter R，Buck F M，et al，2016．Hip Imaging in Athletes：Sports Imaging Series［J］．Radiology，280（2）：351-369．

［4］Blankenbaker D G，Davis K W，De Smet A A，et al，2009．MRI appearance of the pectinofoveal fold［J］．AJR．American journal of roentgenology，192（1）：93-95．

［5］Blankenbaker D G，De Smet A A，Keene J S，et al，2007．Classification and localization of acetabular labral tears［J］．Skeletal Radiology，36（5）：391-397．

［6］Blankenbaker D G，Ullrick S R，Kijowski R，et al，2011．MR arthrography of the hip：comparison of IDEAL-SPGR volume sequence to standard MR sequences in the detection and grading of cartilage lesions．［J］．Radiology，261（3）：863-871．

［7］Byrd J W T，2005．Operative Hip Arthroscopy［M］．2nd ed．New York：Springer：36-50．

［8］Cerezal L，Kassarjian A，Canga A，et al，2010．Anatomy，biomechanics，imaging，and management of ligamentum teres injuries［J］．Radiographics：a review publication of the Radiological Society of North America，30（6）：1637-1651．

［9］Cho S G，Boothe E，Joodi R，et al，2016．3D MR Neurography of the Lumbosacral Plexus：Obtaining Optimal Images for Selective Longitudinal Nerve Depiction［J］．American Journal of Neuroradiology，37（11）：2158-2162．

［10］Clohisy J C，Carlisle J C，Beaulé P E，et al，2008．A systematic approach to the plain radiographic evaluation of the young adult hip［J］．The Journal of bone and joint surgery．American volume，90 Suppl 4：47-66．

［11］Daniel S，John T，Phillip T，et al，2006．Prevalence and location of acetabular sublabral sulci at hip arthroscopy with retrospective MRI review［J］．AJR．American journal of roentgenology，187（5）：W507-W511．

［12］De Smet A A，Blankenbaker D G，Alsheik N H，et al，2012．MRI appearance of the proximal hamstring tendons in patients with and without symptomatic proximal hamstring tendinopathy［J］．AJR．American journal of roentgenology，198（2）：418-422．

［13］Dietrich T J，Suter A，Pfirrmann C W A，et al，2012．Supraacetabular fossa（pseudodefect of acetabular cartilage）：frequency at MR arthrography and comparison of findings at MR arthrography and arthroscopy［J］．Radiology，263（2）：484-491．

［14］Dou B，Mei J，Wang Z Y，et al，2018．Histological Observation of the Retinacula of Weitbrecht and Its Clinical Significance A cadaveric study［J］．Indian Journal of Orthopaedics，52 Suppl 4：202-208．

［15］Fritz J，Lurie B，Miller T T，et al，2014．MR Imaging of Hip Arthroplasty Implants［J］．Radiographics：a review publication of the Radiological Society of North America，34（4）：107-111．

［16］Ganz R，Parvizi J，Beck M，et al，2003．Femoroacetabular impingement：a cause for osteoarthritis of the hip［J］．Clinical orthopaedics and related research，417：112-120．

［17］Gerdes C M，Kijowski R，Reeder S B，2007．IDEAL imaging of the musculoskeletal system：robust water fat separation for uniform fat suppression，marrow evaluation，and cartilage imaging［J］．AJR．American journal of roentgenology，189（5）：W284-W291．

［18］Guillaume B，Simeone F J，Borg-Stein J P，et al，2014．Clavert Philippe，Palmer William E．Sacrotuberous ligament：relationship to normal，torn，and retracted hamstring tendons on MR images［J］．Radiology，271（1）：162-171．

［19］Hase T，Ueo T，1999．Acetabular Labral Tear：Arthroscopic Diagnosis and Treatment［J］．Arthroscopy：The Journal of Arthroscopic and Related Surgery，15（2）：138-141．

［20］Huang B K，Campos J C，Michael P P G，et al，2013．Injury of the gluteal aponeurotic fascia and proximal iliotibial band：anatomy，pathologic conditions，and MR imaging［J］．Radiographics：a review publication of the Radiological Society of North America，33（5）：1437-1452．

［21］Kalisvaart M M，Safran M R，2015．Microinstability of the hip-it does exist：etiology，diagnosis and treatment［J］．Journal of hip preservation surgery，2（2）：123-135．

［22］KasperJ M，Wadhwa V，Scott K M，et al．2015．SHINKEI-a novel 3D isotropic MR neurography technique：technical advantages over 3DIRTSE-based imaging［J］．European Radiology，25（6）：1672-1677．

［23］Kassarjian A，Tomas X，Cerezal L，et al，2011．MRI of the Quadratus Femoris Muscle：Anatomic Considerations and Pathologic Lesions［J］．AJR．American journal of roentgenology，197（1）：170-174．

［24］Kim Y J，Mamisch T C，2013．Hip Magnetic Resonance Imaging［M］．New York：Springer．

［25］Kong A．Vliet A．Zadow S，2007．MRI and US of gluteal tendinopathy in greater trochanteric pain syndrome［J］．European Radiology，17（7）：1772-1783．

［26］Kumar H，Li Y B，2013．Teaching NeuroImages：Sciatic neuropathy after heroin abuse［J］．Neurology，81（8）：e51．

［27］Lien L C，Hunter J C，Chan Y S，2016．Tubular acetabular intraosseous contrast tracking in MR arthrography of the hip：

prevalence, clinical significance, and mechanisms of development［J］. AJR. American journal of roentgenology, 187（3）: 807-810.

［28］Link T M, Schwaiger B J, Zhang A L, 2015. Regional Articular Cartilage Abnormalities of the Hip［J］. AJR. American journal of roentgenology, 205（3）: 256-265.

［29］Llopis E, Cerezal L, Kassarjian A, et al, 2008. Direct MR arthrography of the hip with leg traction: feasibility for assessing articular cartilage［J］. AJR. American journal of roentgenology, 190（4）: 1127-1128.

［30］Martin H D, Kelly BT, Leunig M, et al, 2010. The pattern and technique in the clinical evaluation of the adult hip: the common physical examination tests of hip specialists［J］. Arthroscopy: the journal of arthroscopic & related surgery: official publication of the Arthroscopy Association of North America and the International Arthroscopy Association, 26（2）: 161-172.

［31］Naraghi A, White L M, 2015. MRI of Labral and Chondral Lesions of the Hip［J］. AJR. American journal of roentgenology, 205（3）: 479-490. Martin H D, Shears S A, Palmer I J, 2010. Evaluation of the Hip［J］. Sports medicine and arthroscopy review, 18（2）: 63-75.

［32］Nguyen M S, Kheyfits V, Giordano B D, 2013. Hip anatomic variants that may mimic pathologic entities on MRI: nonlabral variants［J］. AJR. American journal of roentgenology, 201（3）: W401-W408.

［33］Nishii T, Shiomi T, Tanaka H, et al, 2010. Loaded cartilage T2 mapping in patients with hip dysplasia［J］. Radiology, 2010, 256（3）: 956-957.

［34］Nunley R M, Prather H, Hunt D, et al, 2011. Clinical presentation of symptomatic acetabular dysplasia in skeletally mature patients［J］. The Journal of bone and joint surgery. American volume, 93 Suppl 2: 17-21.

［35］Petchprapa C N, Dunham K S, Lattanzi R, et al, 2013. Demystifying radial imaging of the hip［J］. Radiographics: a review publication of the Radiological Society of North America, 33（3）: E97-E112.

［36］R. Putz, R. Pabst, 2005. Sobotta人体解剖学图谱［M］. 董大翠, 宋本才, 译. 北京: 北京大学医学出版社.

［37］Roemer F D, Crema M D, Trattnig S, et al, 2011. Advances in imaging of osteoarthritis and cartilage［J］. Radiology, 2011, 260（2）: 332-354.

［38］Scheinfeld M H, Dym A A, Spektor M, et al, 2015. Acetabular fractures: what radiologists should know and how 3D CT can aid classification［J］. Radiographics: a review publication of the Radiological Society of North America, 35（2）: 555-577.

［39］Shu B, Safran M R, 2011. Hip instability: anatomic and clinical considerations of traumatic and atraumatic instability［J］. Clinics in Sports Medicine, 30（2）: 349-367.

［40］Sutter R, Zanetti M, Pfirrmann C W A, 2012. New developments in hip imaging［J］. Radiology, 264（3）: 651-667.

［41］Swan K G, Wolcott M, 2007. The athletic hernia: a systematic review［J］. Clinical orthopaedics and related research, 455: 78-87.

［42］Wagner F V, Negrão J R, Campos J, et al, 2012. Capsular ligaments of the hip: anatomic, histologic, and positional study in cadaveric specimens with MR arthrography［J］. Radiology, 263（1）: 189-198.

［43］Yablon C M, Hammer M R, Morag Y, et al, 2016. US of the Peripheral Nerves of the Lower Extremity: A Landmark Approach［J］. Radiographics: a review publication of the Radiological Society of North America, 36（2）: 464-478.

［44］Yildirim O S, Okur A, Erman Z, 2004. Osteochondritis dissecans of the acetabulum: a case report［J］. Joint Bone Spine, 71（2）: 160-161.

第 2 章

累及骨及软骨的病变

第一节　应力性骨折

应力性骨折（stress fracture，SF）包括疲劳骨折（fatigue fracture）和衰竭骨折（insufficiency fracture），但在一些文献中，有时会将应力性骨折等同于疲劳骨折，需要注意区分。

【病因】

与暴力引起的急性骨折不同，疲劳骨折是由低于一次即可引起骨折的应力反复作用于正常骨骼所致，即疲劳骨折是在一定时间内一定频率的阈下损伤积累的结果。主要的病理改变为骨松质内发生微骨折及内骨痂形成，若持续性损伤大于骨骼的修复能力，则可引起完全性骨折或移位。

衰竭骨折是由正常应力作用于骨强度降低的异常骨骼所致，即正常生理活动的应力就可引起衰竭骨折。常见的因素有骨矿含量减低、骨质疏松症、类风湿关节炎、慢性关节病、甲状旁腺功能亢进、佝偻病、恶性肿瘤放疗后、类固醇激素治疗、人工关节置换术后等。

【临床表现】

疲劳骨折是军事训练和运动员训练中常见的损伤，刚入伍的新兵和女性跑步运动员尤为好发。在骨盆，最常见的部位是耻骨下支、股骨颈中下部、髋臼窝顶和骶骨。患者表现为运动引起的腹股沟痛，休息后缓解，由于发病初期往往不影响肢体运动功能，因而易被忽视，随着病程的延长和损伤程度的加重，可发展为完全骨折。体格检查可有局部压痛、叩击痛。此外，在青少年运动员中（尤其是体操、跑步运动），骨盆骨突部位的慢性重复性应力损伤是慢性髋关节和骨盆疼痛的原因之一，典型部位包括髂骨翼、坐骨结节和耻骨联合。

衰竭骨折通常发生于老年人，尤其是绝经期的中老年女性。常见的发病部位为骶骨、髂骨、耻骨支、股骨颈。主要的临床表现是骨折处和邻近区域的慢性疼痛。

【影像学表现】

X线片对早期应力性骨折不敏感，文献报道首次就诊者仅15%左右出现X线征象。疲劳骨折随着病程延长和损伤加重，X线片表现为多呈横形的骨折线常模糊不清，周围可见增生硬化及不同程度的骨膜反应。衰竭骨折常有骨质疏松，骨松质内有时可见致密线，这是断裂的骨小梁相互嵌入及周围修复性骨硬化所形成（图2-1-1A、B和图2-1-2A）。

与X线片相比，CT能更准确地显示骨折线及周围骨质、软组织的反应性改变，也可帮助除外病理骨折，为临床诊断和鉴别诊断提供可靠依据。

MRI检查敏感性高，可早期发现损伤部位。骨折线在T_1WI为低信号，T_2WI为高信号，在T_2WI脂肪抑制序列可见邻近骨髓和软组织呈广泛水肿的高信号（图2-1-1C和图2-1-2B）。有文献报道将应力性骨折MRI分为5级。

0级：正常MRI表现。

Ⅰ级：STIR显示骨膜水肿，无骨髓水肿；T_1WI表现正常。

Ⅱ级：STIR显示明显的骨髓水肿；T_1WI表现正常。

Ⅲ级：STIR显示严重的骨髓水肿，T_1WI呈低信号。

Ⅳ级：STIR和T_1WI皆可见骨折线和骨髓水肿。

此外，核素骨扫描诊断应力性骨折敏感性高，有利于发现早期病变，但特异性差，有时难以与其他病变相鉴别。

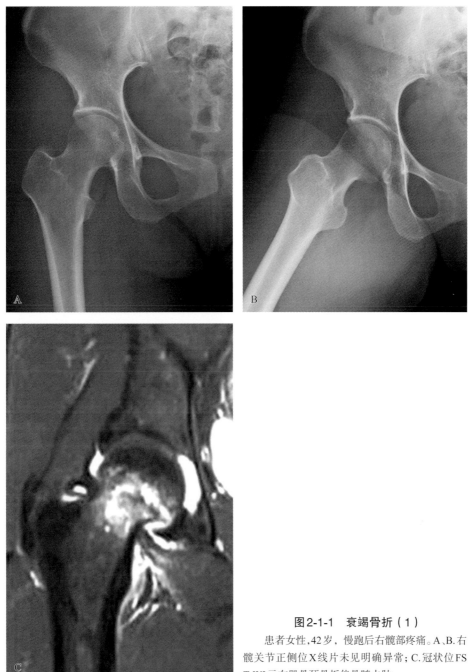

图2-1-1 衰竭骨折（1）

患者女性，42岁，慢跑后右髋部疼痛。A、B.右髋关节正侧位X线片未见明确异常；C.冠状位FS T₂WI示右股骨颈骨折伴骨髓水肿

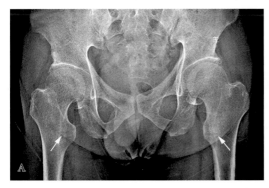

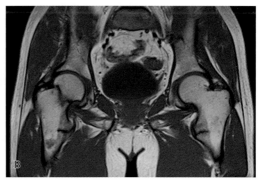

图2-1-2 衰竭骨折（2）

患者老年男性，双髋部疼痛数日，右侧为主。A.双髋关节正位X线片示诸骨骨密度减低，双侧股骨小粗隆隐约可见横行线状低密度影（箭）；B.冠状位T₁WI可见右侧股骨颈、双侧小粗隆低信号骨折线

【治疗】

疲劳骨折治疗原则是早发现、早治疗，多数疲劳骨折可以通过休息或以外固定来限制患肢活动而得到很好的恢复。对一些不稳定的骨折可采取手术固定。衰竭骨折的治疗与疲劳骨折类似，但还需针对病因治疗，如治疗骨质疏松等。

（闫　东　程晓光）

第二节　撕　脱　伤

骨盆和髋关节撕脱伤（avulsion injury）发生于肌腱或韧带附着处，由于肌腱运动或关节韧带的牵拉造成骨突的撕脱。

【病因】

骨盆和髋关节撕脱损伤在青少年运动员中很常见，这是因为尚未闭合的骨突自身薄弱，当所附着的肌腱强力收缩时就易发生撕脱损伤，主要见于跳跃、冲刺或跑步等动作，因此，从事足球、体操和田径的运动员较为常见。骨盆和髋关节撕脱损伤可以是单次急性创伤，也可以是肌腱附着点遭受重复应力作用而缓慢诱发的损伤。此外，成人骨盆和髋关节的非创伤性撕脱骨折通常与骨的潜在病变有关。

骨盆和髋关节撕脱损伤的常见部位及附着肌肉如下所示。

髂前上棘：缝匠肌附着，短距离冲刺者做强有力伸髋动作时易发生损伤。

髂前下棘：股直肌附着，强有力伸髋动作时易发生损伤。

坐骨结节：腘绳肌附着，损伤经常发生在骨骺闭合前。

大粗隆：臀中肌、臀小肌附着，损伤罕见。

小粗隆：髂腰肌附着，损伤少见。

【临床表现】

骨盆和髋关节的撕脱损伤好发于青少年，尤以14～25岁的运动员多见，但成人亦可发生。肌腱和韧带的附着处是典型的好发部位。文献报道，青少年运动员骨盆不同部位的撕脱骨折发生率为：坐骨结节54%，髂前下棘22%，髂前上棘19%，耻骨联合上角3%，髂骨翼1.5%。患者通常主诉受伤部位局限性疼痛和肿胀，疼痛可因受累肌肉的活动而突然加重；查体可有患处压痛，活动能力受限。

【影像学表现】

影像学检查在诊断骨盆和髋关节撕脱损伤中意义重大，X线片是首选，其中骨盆正位片需常规拍摄，有时要排除组织重叠的干扰，应加拍斜位片。急性撕脱骨折的典型X线征象是未融合的骨突或骨碎片移位，对于轻度移位者，需仔细与健侧对比（图2-2-1A），并观察有无邻近软组织肿胀等；慢性或陈旧性撕脱损伤可表现为肌腱或韧带附着处广泛的骨痂形成，有时需与侵袭性病变相鉴别。

CT对骨碎片移位的显示优于X线片，还可评价由慢性或陈旧性撕脱损伤引起的骨痂或异位骨化的程度（图2-2-1B）。

MRI有助于诊断移位不大或无移位的撕脱损伤。急性撕脱损伤表现为撕脱区的骨髓水肿，肌腱附着点的移位和水肿（或积液）。慢性或陈旧性撕脱损伤的MRI可显示附着部位的成骨反应、骨痂形成或异位骨化，也可表现为肌腱末端

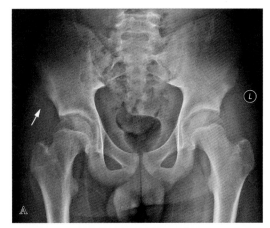
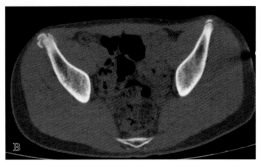

图2-2-1　髂前上棘撕脱骨折

患者男孩，12岁，急性右髋上部疼痛。A.骨盆X线正位片示右侧髂前上棘撕脱骨折，骨折片向远端移位（箭）；B.患者2个月后复查，CT横断位可见骨折碎片较X线片显示清晰，亦见修复性改变

的增厚。

【治疗】

1.非手术治疗　大多数骨盆和髋关节撕脱损伤只需非手术治疗，且预后良好，具体措施包括受累肌肉和肌腱的制动休息，以及患处的冰敷等。治疗一般持续2～3周，直到症状缓解和影像学检查显示愈合征象。康复训练应循序渐进，对于运动员患者，在完全恢复前应避免竞技运动，以免造成再次损伤。

2.手术治疗　较少应用，但有时为防止竞技运动员的功能残疾而采用切开复位内固定术治疗。

（闫　东　程晓光）

第三节　软骨损伤

髋关节为球窝关节，主要由髋臼和股骨头构成。髋臼为髋骨外面中部的半球形深窝，中央部深而粗糙，称作髋臼窝，无关节软骨覆盖，被股骨头韧带占据；髋臼窝周边呈半月形的平滑关节面为月状面，覆有关节软骨。股骨头呈球形，除股骨头凹外皆覆有关节软骨，但厚薄不一，头中央承重区软骨厚，周边承重小而软骨较薄。髋关节是全身最大的承重关节，髋关节软骨在维系关节结构和功能上起着非常重要的作用，因此是运动损伤的好发部位之一。

【病因】

引起软骨损伤的原因很多，包括创伤性和非创伤性两大类，常见的有臼唇撕裂、股骨髋臼撞击、关节游离体、关节炎、髋臼发育不良、股骨头缺血坏死及既往股骨头骨骺滑脱等。

【临床表现】

软骨损伤的临床表现往往没有特异性，而且单纯的软骨损伤往往并不引起太多的症状。患者可能主诉运动相关的症状，包括腹股沟区疼痛（有时可放射至大腿或臀部）、髋关节僵硬、活动范围减小或关节绞锁等。临床医师应详细询问病史，如外伤史、运动史或炎性疾病史等；体格检查时，应注意患者的步态、双腿长度差异、关节活动范围，髋关节撞击及腰椎相关试验，帮助明确引发症状的原因。

【分类和分级】

软骨损伤的外科分级有很多，Beck等根据术中关节镜下所见对髋关节软骨损伤分级如下：

0级：正常，肉眼所见的正常软骨。

Ⅰ级：软骨软化，表面变粗糙，纤维化。

Ⅱ级：斑点样软化，变粗糙、局部变薄和全层厚缺损或撕裂至骨。

Ⅲ级：分层，软骨从软骨下骨剥离，肉眼所见为正常软骨；"地毯征"。

Ⅳ级：裂隙，软骨从软骨下骨剥离；软骨变薄，边缘磨损。

Ⅴ级：缺损，全层厚缺损。

【影像学表现】

MRI作为一种无创的影像学检查方法，可以多方位、多序列、多参数显示关节软骨，而且还能从分子水平准确评估软骨基质中水、胶原纤维和蛋白多糖等结构、含量的变化，有助于早期发现关节软骨的损伤、退变，已成为软骨损伤主要的影像学检查方法。

但是，由于髋关节关节软骨较薄（2mm），应用MRI评价关节软骨的损伤程度极具挑战性。髋关节软骨损伤最初发生在髋臼侧，而股骨的软骨受累出现较晚。正常的关节软骨表现为均匀的中等信号，髋臼和股骨软骨表面由一薄层高信号关节液分隔。软骨损伤表现为软骨信号不均匀、软骨变薄和形态不规则，前上部是最好发的部位（图2-3-1）。软骨从附着骨的地方分离是软骨损伤较为特异的征象，表现为关节软骨与软骨下骨之间出现液体信号，但该征象出现频率较少，可能的原因是分离的关节软骨下方间隙没有与关节腔相通，或是股骨头将分离的髋臼关节软骨向软骨下骨方向推挤，使液体无法进入撕裂的间隙内。矢状位或冠状位PDWI脂肪抑制序列或者髋关节造影后T_1WI对软骨分离的诊断价值较高，表现为关节软骨内出现低信号区，但敏感性差。

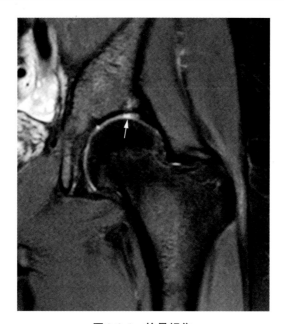

图2-3-1　软骨损伤

冠状位FS T$_2$WI示髋臼外上部关节软骨局限性信号增高（箭），软骨下骨轻度骨髓水肿

　　由于髋关节撞击综合征（FAI）是近年来研究的热点，同时也是中青年人软骨损伤的常见原因之一，因此以FAI为例详述相关软骨损伤的MR表现。

　　FAI分为两型：Cam型和Pincer型，前者出现软骨损伤的范围及程度均要高于后者。FAI所致的软骨损伤主要位于髋臼前、外侧缘，而在Pincer型FAI时，亦可见到后下部的软骨损伤。随着软骨损伤的进一步进展，股骨头的软骨在撞击部位亦变薄、缺损，并围绕股骨头凹延伸到中心，出现进一步的退变或撕裂。FAI也常见髋臼盂唇-软骨移行区损伤，此移行区是指髋臼唇附着处周围5mm以内的区域，其损伤可分为3级：Ⅰ级为盂唇分离，即髋臼盂唇和关节软骨之间存在分离面，MR可见低信号的盂唇与中等信号的关节软骨间出现高信号裂隙（图2-3-2）；Ⅱ级表现为髋臼盂唇附着处附近的关节软骨磨损、变薄或者分离（图2-3-3）；Ⅲ级表现为盂唇附着处附近的关节软骨全层剥离，软骨下骨暴露（图2-3-4）。

　　髋臼软骨损伤有时需要与髋臼的解剖变异相鉴别。髋臼上窝是髋臼顶的正常变异，位于冠状面和矢状面的12点钟方向，见于10%的人群，容易误认为局灶性软骨缺损（图2-3-5）。髋臼上窝分为两型，1

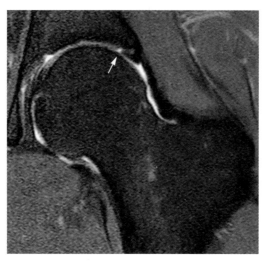

图2-3-2　盂唇-软骨移行区Ⅰ级损伤

斜冠状位FS PDWI示盂唇分离，表现为低信号的盂唇与中等信号的关节软骨间出现高信号裂隙（箭）

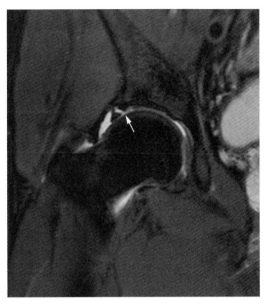

图2-3-3 盂唇-软骨移行区Ⅱ级损伤

斜冠状位FS PDWI示右侧髋臼外上盂唇根部撕裂，盂唇附着处附近的关节软骨形态不规则伴信号增高（箭）

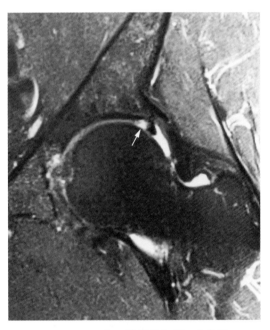

图2-3-4 盂唇-软骨移行区Ⅲ级损伤

斜冠状位FS PDWI示左侧髋臼盂唇附着处的关节软骨全层剥离，软骨下骨暴露（箭）

型为软骨和软骨下骨缺损，缺损处由关节液填充；2型仅为软骨下骨缺损，缺损处由关节软骨填充。髋臼的另一个解剖变异是髋臼顶上切迹，位于髋臼顶内侧，表现为清晰、纵向的凹陷，被液体或脂肪填充（图2-3-6）。

　　X线片和CT无法直接显示关节软骨，对诊断软骨损伤意义不大，但可以通过间接征象提示软骨损伤的可能，如软骨下骨囊变形成、股骨头颈交界前缘骨性隆起等。

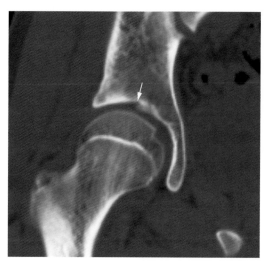

图2-3-5　髋臼上窝
CT冠状位重建示髋臼顶12点钟方向局部凹陷（箭）

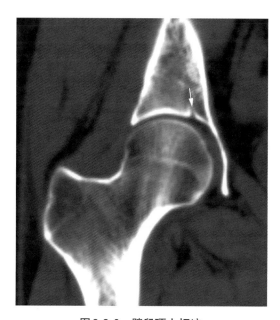

图2-3-6　髋臼顶上切迹
CT冠状位重建示髋臼顶内侧清晰、纵向的凹陷（箭）

【治疗】

1.非手术治疗　包括休息、物理治疗、服用氨基葡萄糖、非甾体抗炎药等。

2.手术治疗　髋关节置换术适用于晚期骨关节炎的患者，对于50岁以下的年轻病例，通常采用保髋治疗，且治疗手段众多，包括微骨折术、自体软骨细胞移植术、关节软骨修复术、异体骨软骨移植术等。术后需要进行连续被动运动练习，逐渐恢复负重练习，关节活动范围、肌肉耐力和力量的锻炼也要相应跟进。

（闫　东　程晓光）

第四节　髋臼盂唇损伤

髋臼盂唇为附着于骨性髋臼边缘的纤维软骨，主要功能为增加髋臼容积以提高髋关节稳定性，封闭关节腔，参与本体感觉及损伤后的疼痛传导。髋臼盂唇损伤是一种髋关节常见的损伤，多见于髋关节撞击综合征（FAI）、发育性髋关节发育不良（developmental dysplasia of the hip，DDH）及外伤等。髋臼盂唇退变和撕裂会明显增加未来发生髋关节骨性关节炎的可能性。MRI可显示髋臼盂唇病变，为制订治疗方案提供影像学依据。

【病因】

髋臼盂唇损伤占所有髋关节疼痛患者的22%～55%，常见于FAI、DDH、外伤性髋关节脱位及运动损伤等。

FAI是青壮年髋部疼痛的常见原因之一，是由于股骨近端和（或）髋臼形态结构异常，导致髋关节活动时两者间发生异常的接触、碰撞，造成骨、关节软骨及髋臼盂唇的损伤。FAI通常分为三型：凸轮型（Cam型）、钳夹型（Pincer型）及混合型。凸轮型通常是由于股骨头颈部的异常骨性突起与髋臼撞击引起，此型的髋臼盂唇损伤通常发生于前上部。钳夹型则是由于髋臼对股骨头的过度覆盖引起，且常引起对髋臼后下部"对冲"性损伤，此型的髋臼盂唇损伤通常发生于后下部。而混合型兼具凸轮型和钳夹型的特点。FAI亦可发生在髋部解剖结构正常或者接近正常，但髋关节超生理功能活动者（如跨栏运动员）。

DDH是由于髋臼结构异常引起的髋臼对股骨头包容度变差，常导致股骨头向外上方移位，在此过程中常引起髋臼盂唇的损伤。因此，DDH患者中髋臼盂唇损伤最好发于外上部。

外伤性髋关节脱位是由高能量损伤引起，在脱位的过程中常由于股骨头对髋臼缘的撞击引起髋臼盂唇损伤。

运动员因髋臼盂唇损伤就诊较多，尤其是足球及田径运动员，多由于在运动过程中长期大量进行过度的髋关节屈伸及内外旋活动，对髋臼盂唇造成慢性损伤。

【临床表现】

有症状性髋臼盂唇损伤通常表现为疼痛，而这种疼痛通常随着坐、立、行走时间延长而加剧。髋臼盂唇前部损伤通常表现为髋关节前方或腹股沟区疼痛，而后部损伤通常表现为臀部疼痛，部分活动受限的患者可出现髋关节弹响。

【分类和分级】

对于MRI平扫检查，通常使用Mintz等提出的诊断标准：正常盂唇表现为附着于髋臼边缘的均匀三角形低信号，基底与髋臼相延续（图2-4-1）；盂唇撕裂表现为自盂唇关节侧穿过盂唇基底部或进入盂唇实质内的线样高信号，伴或不伴盂唇分离（图2-4-2～图2-4-5）；而盂唇内的局限性高信号则被认为代表盂唇退变。

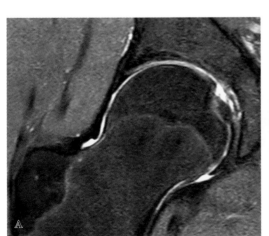
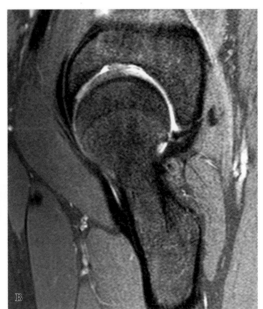

图2-4-1　右髋关节MRI平扫冠状位（A）及斜矢状位（B）质子密度加权脂肪抑制像示右侧髋臼盂唇形态、信号未见明显异常，为正常盂唇

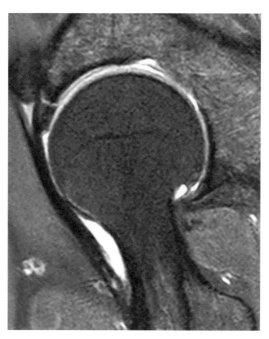

图2-4-2　右髋关节MRI平扫斜矢状位质子密度加权脂肪抑制像示右侧髋臼前盂唇基底部可见线状高信号影，为盂唇撕裂

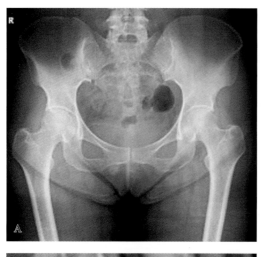

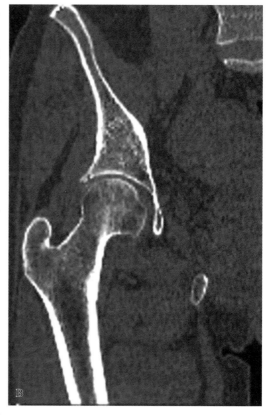

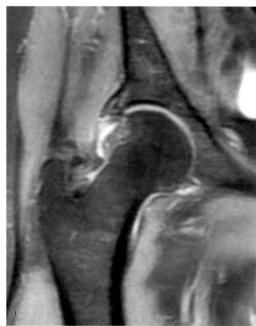

图2-4-3　女，50岁，右髋关节疼痛

行骨盆正位X线片（A）及CT检查（B），示右侧股骨头颈交界区异常骨性突起，髋臼上缘骨质增生。右髋关节MR平扫冠状位质子密度加权脂肪抑制像（C）示右侧股骨头颈交界区异常骨性突起，为髋关节撞击综合征（Cam型），异常骨性突起部与髋臼外上缘骨髓水肿，髋臼盂唇外上缘撕裂

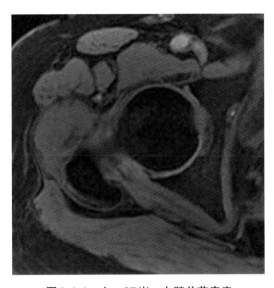

图2-4-4 女，67岁，右髋关节疼痛

右髋关节MRI平扫横断位质子密度加权脂肪抑制像示右侧髋臼前盂唇可见异常高信号影，为盂唇撕裂

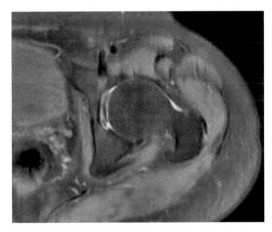

图2-4-5 女，52岁，左髋关节疼痛

左髋关节MRI平扫横断位质子密度加权脂肪抑制像示左侧髋臼后盂唇撕裂，髋臼盂唇与骨性结构分离，为盂唇完全撕裂

对于MR关节造影（MR arthrography，MRA）检查，通常使用Czerny等提出的分级标准：0级为正常盂唇（图2-4-6）；ⅠA级为盂唇内可见高信号（图2-4-7），未达盂唇边缘，盂唇旁隐窝存在，盂唇连续附着于髋臼；ⅠB级为在ⅠA级病变基础上出现增厚变形（图2-4-8），盂唇旁隐窝消失。ⅡA级为盂唇内高信号累及关节面（图2-4-9），未见盂唇与髋臼分离，盂唇旁隐窝仍可见；ⅡB级为在ⅡA级病变基础上出现盂唇增厚变形（图2-4-10），盂唇旁隐窝消失；ⅢA级为盂唇与髋臼缘分离，仍呈三角形（图2-4-11），ⅢB级为盂唇与髋臼缘分离、盂唇增厚变形（图2-4-12）。

【影像学表现】

1. X线及CT 可以显示髋关节骨性结构的异常，如髋关节骨折或脱位、股骨头颈交界区骨性突起、髋臼过度覆盖、髋臼小骨、DDH等，而且还可以评价髋关节退行性变的情况。

X线片的摄片体位包括骨盆前后位、髋关节侧位、蛙式位等。凸轮型FAI平片表现为：股骨头颈联合处前上缘骨性突起，呈"手枪柄样"畸形；股骨头形态不规则；股骨头颈偏心距减小；α角增大等。钳夹型FAI平片表现为：髋臼过深、髋臼前凸、髋臼后倾、髋臼后壁过度覆盖等。继发髋关节退行性变的表现有关节间隙变窄、关节面下囊变、股骨颈疝窝及相邻骨皮质增厚等。CT能更清晰显示股骨近端及髋臼缘的骨性结构异常，CT三维重建可立体显示髋关节骨性结构异常，并可在重建图像上进行角度和径线的测量。

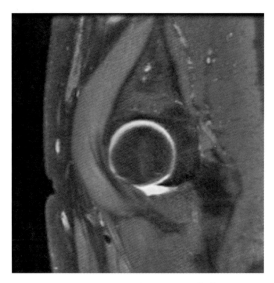

图2-4-6　女，51岁，右髋关节疼痛

右髋关节MR关节造影检查示右侧髋臼后盂唇呈三角形，均匀低信号，为正常髋臼后盂唇

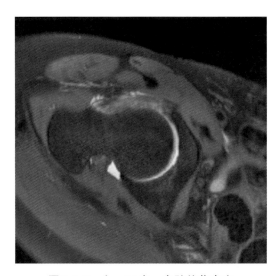

图2-4-7　女，20岁，右髋关节疼痛

右髋关节MR关节造影检查示髋臼前上盂唇信号不均，呈小片状稍高信号影，髋臼盂唇形态未见明显异常，为Czerny分级ⅠA级

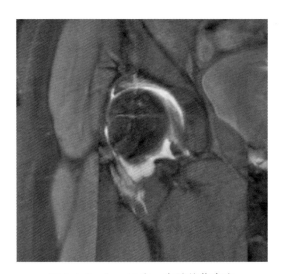

图2-4-8　女，11岁，右髋关节疼痛

右髋关节MR关节造影检查示髋臼前上盂唇损伤，盂唇内可见高信号影，但未达盂唇面，为Czerny分级ⅠB级

2. MRI检查　具有良好的软组织对比度，可很好地显示髋臼盂唇，临床上通常采用MRI平扫或MRA进行检查。目前认为，部分髋臼盂唇撕裂后撕裂口的贴合较紧密，无法在MRI平扫的图像上显示出来，而MRA通过向关节腔内注入经过稀释的含钆对比剂，使关节囊扩张，高信号的对比剂填充于损伤的盂唇、关节囊及髋臼之间，可以清晰显示盂唇的轮廓。此外，对比剂还可以进入盂唇撕裂的间隙内，可以更好地显示盂唇撕裂。

正常的髋臼盂唇在MRI平扫和MRA上均呈三角形的低信号，边缘光滑清晰。髋臼盂唇损伤可表现为：①在髋臼盂唇基底或盂唇内出现异常的高信号；②髋臼盂唇移位；③髋臼盂唇边缘形态不规则；④盂唇旁及盂唇内囊肿（盂唇周围或盂唇内囊状液体信号），提示盂唇损伤。

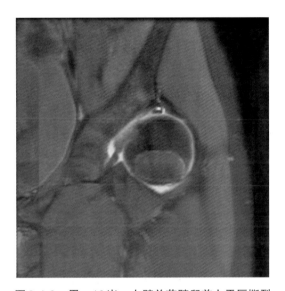

图2-4-9　男，19岁，左髋关节髋臼前上盂唇撕裂

左髋关节MR关节造影检查示髋臼前上盂唇撕裂，前上盂唇内可见对比剂进入，达关节囊面缘，为Czerny分级ⅡA级

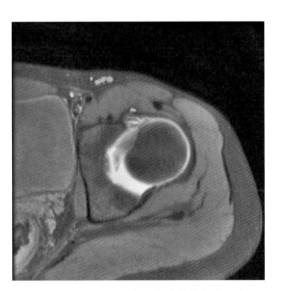

图2-4-10　女，11岁，左髋关节发育不良

行左髋关节MR关节造影检查，左侧髋臼前上盂唇撕裂，前上盂唇内可见对比剂进入，达关节囊面，且髋臼盂唇肥大，为Czerny分级ⅡB级

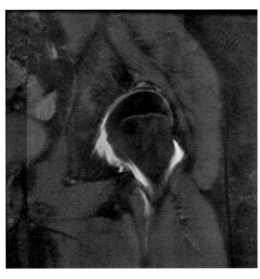

图2-4-11　女，11岁，左髋关节发育不良

行左髋MR造影检查，示左髋关节包容度不足，左侧髋臼外上盂唇基底部与髋臼分离，其间可见对比剂填充，分离的盂唇呈三角形，为Czerny分级ⅢA级

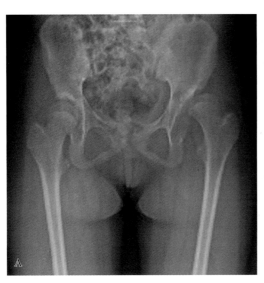
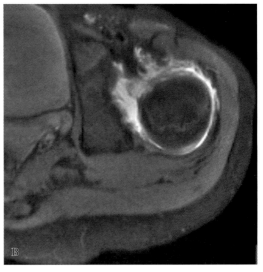

图2-4-12　女，10岁，左髋关节疼痛

X线（A）示双髋关节DDH，左髋关节半脱位。左髋关节MR造影（B）示左侧髋臼前盂唇与髋臼分离，其间可见对比剂充盈，为Czerny分级ⅢB级

【治疗】

早期髋臼盂唇撕裂一般采取非手术治疗，包括限制关节负重及活动量、口服非甾体抗炎药等。对于症状较重且非手术治疗无效的患者通常采取手术治疗，过去常采用髋臼盂唇切除术，而目前为了保证髋关节功能，多采用关节镜下髋臼盂唇修补术。

（王　植　王晓亮）

第五节　儿童股骨头骨骺滑脱

股骨头骨骺滑脱（slipped capital femoral epiphysis，SCFE）是青少年常见的髋关节病变，为累及股骨近端骺板的Salter-Harris Ⅰ型损伤，表现为股骨颈干骺端相较于股骨头向近端移位并外旋，股骨头位于股骨颈后方。股骨头骨骺滑脱平均发病年龄为12岁左右，总体发病率约为10.8/100 000，以男孩多见。研究表明，雌激素有加固骺板的作用，而睾酮则可减弱骺板的力量。20%患者在初次检查时即出现双侧股骨头骨骺滑脱，10% ～ 20%患者在一侧骨骺滑脱后18个月内发生对侧滑脱。

【病因】

SCFE的病因目前尚不明确，肥胖是最常见的危险因素，80%以上的患者存在肥胖。此外，不足10%的患者有外伤史。机械因素，如股骨前倾角减小、骺板倾斜度增加、软骨周围环复合体变薄及炎症、内分泌、肾性骨病、营养不良、放疗等也与该病相关。5% ～ 8%的患者存在内分泌异常，包括甲状腺功能减退、全垂体功能减退、生长激素缺乏、性腺功能减退等，内分泌异常的患者往往出现双侧股骨头骨骺滑脱。

【临床表现】

SCFE患者多表现为腹股沟区、大腿内侧、髋关节及膝关节疼痛，可伴有跛行。查体可发现患侧髋关节呈外旋位，内旋及内收受限。随着肌肉萎缩加重，患者可出现Trendelenburg步态，甚至最终出现双下肢不等长等表现。部分患者的唯一症状为膝关节疼痛，容易出现漏诊及误诊。

【分类和分级】

目前对SCFE的分级标准包括临床分级和影像分级，多从症状的持续时间、股骨头在静止状态的移位程度或临床症状严重程度等方面进行分级。按照症状的持续时间，SCFE可分为急性（发病少于3周），慢性（发病超过3周）和慢性滑脱急性加重（发病超过3周，最近症状突然加重）。而更有临床意义的分级是将SCFE分为稳定型和不稳定型。稳定型SCFE为患者仍可行走（有或没有拐杖等助行器），不稳定型SCFE为患者不能再运动。约5%的SCFE是不稳定型，预后较差，发生股骨头坏死等并发症的概率也较高。影像学检查可以根据股骨头骨骺滑脱的严重程度进行分级。Southwick等提出了一种从正常解剖位置评估股骨头移位严重程度的方法（以对侧髋关节为参考），在髋关节前后位或蛙式位上测量股骨头骨骺长轴与股骨干长轴之间的夹角，即Southwick角（图2-5-1）。Southwick角正常不超过10°，10° ～ 30°为轻度滑脱，30° ～ 60°为中度滑脱，超过60°为重度滑脱。而Wilson法是通过计算股骨头骨骺相对于股骨颈的移位程度来评价骨骺滑脱程度的，可分为轻度（移位程度＜30%）、中度（移位程度在30% ～ 60%）、重度（移位程度＞60%）（图2-5-2）。

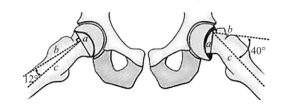

图2-5-1 Southwick法评价骨骺滑脱的严重程度

*a.*股骨头骺板两端连线；*b.* a线的垂线；*c.*股骨干长轴在髋关节前后位或蛙式位上计算股骨头骨骺纵轴与股骨干纵轴之间的角度。基于这个角度，股骨头骨骺滑脱可分为轻度（10° ～ 30°）、中度（30° ～ 60°）和重度（＞60°）

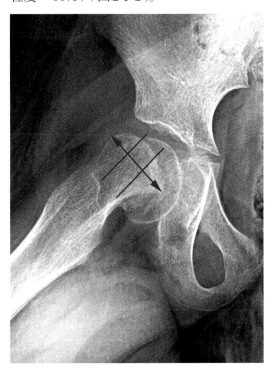

图2-5-2 Wilson法评价股骨头骨骺滑脱程度

通过计算股骨头骨骺相较于股骨颈直径的移位程度来评价骨骺滑脱程度，可分为轻度（移位程度＜30%）、中度（移位程度在30% ～ 60%）、重度（移位程度＞60%）

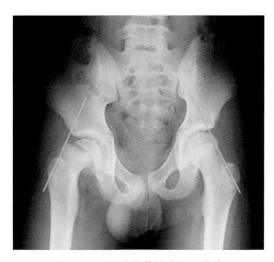

图 2-5-3　双髋关节蛙式位 X 线片

沿股骨颈上缘绘制 Klein 线，左侧 Klein 线与股骨头骨骺外侧部相交，提示正常；而右侧 Klein 线不与股骨头骨骺相交，提示骨骺滑脱

【影像学表现】

1. X 线及 CT　髋关节 X 线片对 SCFE 的诊断至关重要，应至少拍摄髋关节前后位和蛙式位 X 线片。在正常髋关节前后位 X 线片上，如果沿股骨颈上缘画一条线（Klein 线），正常情况下该线应与股骨头骨骺上部相交。但是在 SCFE 患者，股骨颈移位会导致该线不会与股骨头骨骺的任何部分相交（图 2-5-3），称为 Trethowan 征。但是仅仅在髋关节前后位 X 线片上用此方法来诊断 SCFE 的敏感性较低，对轻、中度患者的诊断效能不足，因此，需加摄其他体位的 X 线片来提高诊断的敏感性。研究表明，蛙式位 X 线片可提高诊断的敏感性。若因患者疼痛或担心加重滑脱程度而不能行蛙式位检查时，可用穿台侧位或 Billing 侧位（股骨外旋 90° 并抬高 25°）代替，有研究表明，Billing 侧位诊断骨骺滑脱的敏感性较蛙式位高。股骨头骨骺滑脱的其他 X 线和 CT 表现包括股骨近端骺板增宽且不规则，骨盆前后位 X 线片上骨骺高度减小，干骺端密度增高等（图 2-5-4 ～图 2-5-6）。

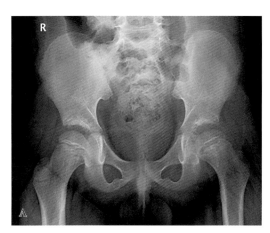
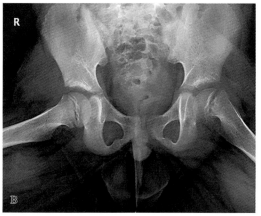

图 2-5-4　左侧股骨头骨骺滑脱

A. 双髋关节前后位 X 线片示左侧股骨近端骺板增宽且不规则，股骨头高度减小。B. 双髋蛙式位 X 线片示左侧股骨近端骺板增宽更加明显，股骨头向后下方移位

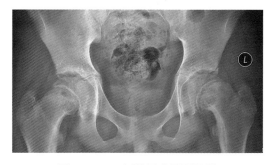

图 2-5-5　双侧股骨头骨骺滑脱

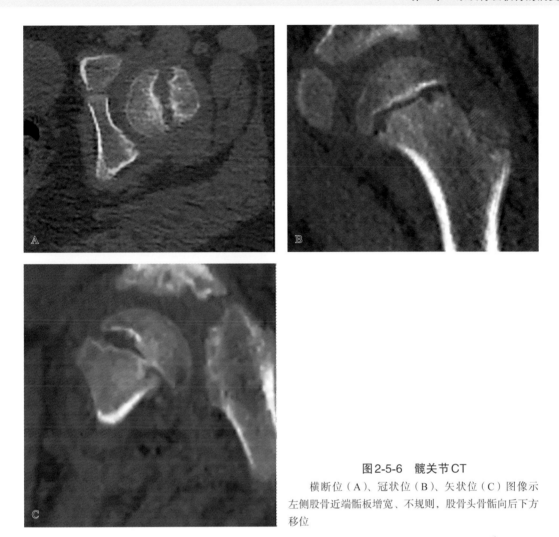

图2-5-6 髋关节CT

横断位（A）、冠状位（B）、矢状位（C）图像示
左侧股骨近端骺板增宽、不规则，股骨头骨骺向后下方
移位

2. MRI检查 MRI可发现X线片无法显示的"滑脱前期"病变，即股骨近端骺板和干骺端异常仅在MRI可见。在MRI T$_2$WI上，"滑脱前期"病变表现为骺板增宽、信号增高，干骺端骨髓水肿，在横断位和矢状位图像上出现股骨头骨骺后倾等表现（图2-5-7）。对于已有明确骨骺滑脱的患者，MRI表现与X线平

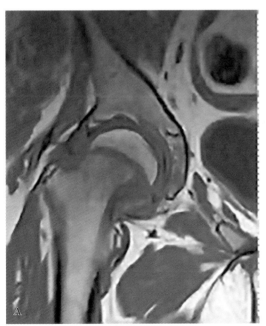

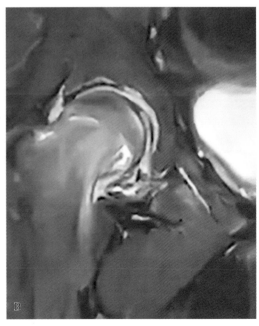

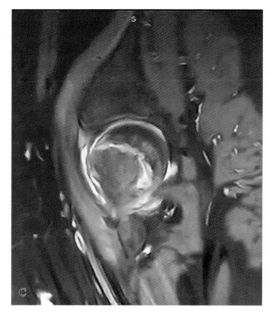

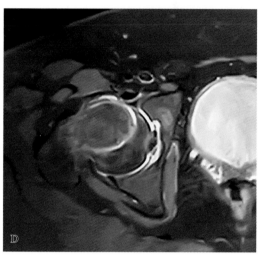

图2-5-7　右髋关节MRI平扫冠状位T₁WI（A）及冠状位、矢状位、横断位T₂WI脂肪抑制序列（B、C、D）。右侧股骨头骨骺轻度滑脱，股骨头骨骺向后下方移位，骺板不规则，T₂WI信号增高，股骨近端骨骺及干骺端骨髓水肿

片和CT一致（图2-5-8），并不增加诊断效能。目前，已有学者应用MRI增强检查对股骨头骨骺滑脱患者在术前进行骨骺血供情况评价（图2-5-9），但此类研究的随访时间尚短，MRI增强检查对骨骺滑脱的诊断和预测预后价值尚不明确。

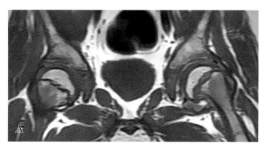

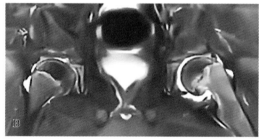

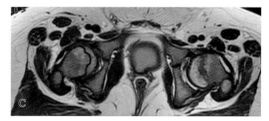

图2-5-8　髋关节MRI示左侧股骨头骨骺滑脱

　　A. T₁WI冠状位图像，左侧股骨近端骺板增宽、不规则，股骨头向后下方移位；B. T₂WI脂肪抑制冠状位图像，左股骨近端骺板及干骺端骨髓信号增高；C. T₂WI横断位图像，左侧股骨头骨骺向后方移位

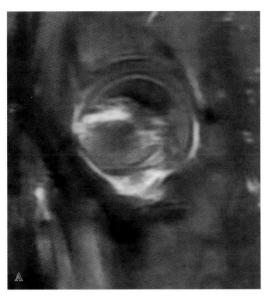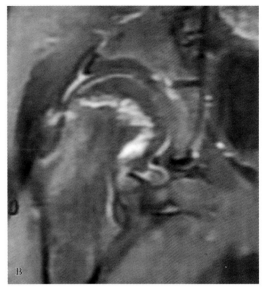

图2-5-9　T₁WI脂肪抑制MRI增强图像

A.一位SCFE患者的左髋矢状位图像，左股骨近端骺板增宽，干骺端明显强化，股骨头骨骺向后移位，强化程度减低；B.另一位SCFE患者的右髋冠状位图像，干骺端及骺板明显强化，骨骺向后移位，强化程度减低

【鉴别诊断】

儿童和青少年髋关节疼痛的病因有很多，包括骨折、Perthes病、化脓性关节炎、骨髓炎、肌肉损伤、骨突撕脱骨折和髋关节撞击综合征（FAI）等。应结合患者临床表现、查体、实验室检查及影像学表现综合诊断。常见儿童和青少年髋关节病变的鉴别诊断要点见表2-5-1。

表2-5-1　儿童及青少年髋关节疼痛常见疾病鉴别诊断要点

疾病	年龄（岁）	临床特点	发生率	影像学诊断要点
骨突撕脱骨折	12～25	突然发力后疼痛	常见	骨突撕脱，骺板增宽
骨突炎	12～25	运动后疼痛	常见	骨突密度不均、碎裂，MRI上T₂WI信号增高伴邻近肌腱增粗、T₂WI信号增高
一过性滑膜炎	＜10	髋痛或跛行	常见	滑膜肥厚，关节囊积液，未见骨质破坏，为自限性
骨折	所有年龄	外伤后疼痛	偶见	受累骨质断裂
股骨头骨骺滑脱	10～15	髋部、腹股沟、大腿或膝关节疼痛，跛行	偶见	股骨近端干骺端上移，骺板增宽、不规则，MRI示骨髓水肿，骺板增宽、T₂WI信号增高等
Perthes病	4～9	髋部疼痛、活动受限	少见	股骨头骨骺塌陷、碎裂，初期MRI增强检查示骨骺血供减低
化脓性关节炎	所有年龄	发热、跛行、髋痛	少见	髋关节负重面关节软骨及骨质破坏，晚期关节骨性融合

【并发症】

股骨头骨骺滑脱的重要并发症包括股骨头缺血坏死、软骨溶解、FAI和患髋过早发生骨性关节炎等。股骨头骨骺向后滑脱或尝试复位时股骨颈处血管受牵拉可导致股骨头血供受损而致股骨头缺血坏死。稳定型SCFE患者很少发生股骨头缺血坏死，而不稳定型SCFE患者股骨头缺血坏死的发生率变化很大，在3%～58%，目前尚无最佳治疗方法的共识。软骨溶解是指关节软骨的逐渐退化导致关节间隙变窄和活动度减少。SCFE患者中软骨溶解的发生率也存在很大差异（1.8%～55%）。SCFE的另一个重要的晚期并发症是FAI。SCFE发生畸形愈合后，变形的股骨近端与髋臼之间可以出现异常接触，从而导致凸轮型FAI。在这些患者的髋关节前后位X线片上股骨头颈交界处会出现特征性的"手枪柄样"畸形（图2-5-10）。此外，早发髋关节骨性关节炎也是SCFE的晚期并发症，由骨骺滑脱后髋关节结构及对位关系异常所致。

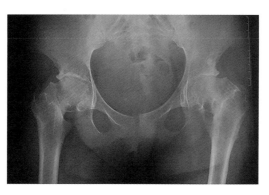

图2-5-10　双侧股骨头骨骺滑脱畸形愈合，继发双侧FAI

【治疗】

股骨头骨骺滑脱的治疗原则为阻止骨骺滑脱进展、最大可能避免并发症的发生、维持和改善关节功能。非手术治疗由于不能改变SCFE的病理状态及逆转病程，在临床上已被弃用。对于轻度或中度的稳定型SCFE患者一般采用原位内固定术，不稳定型SCFE的最新治疗原则是在保护股骨头骨骺血供的前提下矫正股骨近端畸形，主流术式包括Dunn截骨术及改良Dunn截骨术。

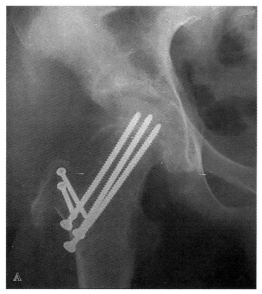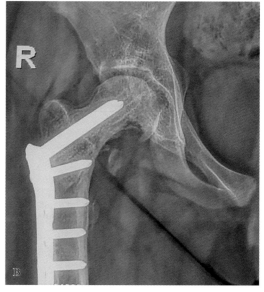

图2-5-11　SCFE手术治疗后骨盆正位X线片
A.右髋股骨头原位内固定术；B.改良Dunn截骨术

（王　植　孟祥虹）

第六节　耻骨骨炎

耻骨骨炎（osteitis pubis，OP）为耻骨联合及相邻组织的慢性过度使用疼痛综合征。1827年Elliotson首次描述该病；20世纪20年代，耻骨骨炎主要被报道为泌尿外科手术后的并发症；1932年，Spinelli报道了一例耻骨骨炎的运动员患者，从此耻骨骨炎被认为是一种较为常见的运动损伤。

【病因】

耻骨骨炎的病因很多，炎症、创伤、产后并发症、医源性等都可能导致该病发生，但目前的研究通常认为耻骨骨炎与运动职业相关，常见于从事足球、冰球、橄榄球的运动员。在上述运动过程中普遍存在突然的加速和减速、突然的剪切和扭转等动作，使腹股沟内收肌重复收缩，刺激耻骨联合及肌腱附着区劳损，导致耻骨骨炎的产生。此外，腹壁肌肉（如腹直肌）和髋关节内收肌之间以耻骨联合为中心相互拮抗，两者间力量的失衡可使耻骨联合受到异常力的作用而发生损伤。也有理论认为，骨盆不稳定、骶髂关节功能障碍、有限的髋关节运动范围和髋关节撞击综合征也可能是耻骨骨炎的致病原因之一。

【临床表现】

通常表现为单侧或双侧腹股沟区疼痛，亦可伴有耻骨、下腹壁、髋部、大腿、睾丸或会阴区疼痛。疼痛可因运动而加重，如跑步、踢腿、旋转及频繁的加速或减速等；也可因体位的改变而加重，如从坐位到站位等。临床查体可有耻骨联合、耻骨上支或内收肌近端压痛，髋关节被动外展可诱发腹股沟区疼痛。随着病情进展，患者可能表现出蹒跚步态。

【影像学表现】

X线片有助于耻骨骨炎的诊断，但在病变早期常无异常发现，CT检查对细节的显示优于X线片，可发现较早期的骨质改变。典型的X线征象包括：耻骨联合骨性关节面边缘不规则，出现骨质侵蚀或骨质硬化（图2-6-1）；耻骨联合间隙增宽，大于10mm；双侧耻骨上支在垂直方向相差2mm以上，呈"耻骨阶梯征"；病变晚期可见耻骨联合退行性改变，如边缘骨刺形成、耻骨囊性变等（图2-6-2）。

MRI检查主要表现为耻骨骨髓水肿（急性期，小于6个月），可累及耻骨联合旁的大部分耻骨，少数可延伸至耻骨支远端，耻骨联合间隙内可见积液。有研究表明骨髓水肿的程度与临床症状高度相关，即水肿范围越大，症状越严重。纤维软骨盘可向后部或上部脱出。耻骨骨炎慢性期（症状超过6个月）在MRI上可见软骨下骨囊变、硬化和边缘骨赘形成。

放射性核素骨扫描可显示耻骨联合部位摄取增加，提示耻骨骨炎的可能。

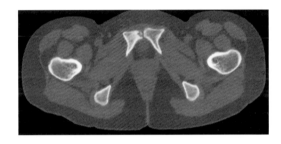

图2-6-1　耻骨骨炎

患者女性，29岁，腹股沟区疼痛2个月。CT横断位可见耻骨联合右侧关节面骨质侵蚀伴邻近骨质轻度硬化，左侧关节面毛糙

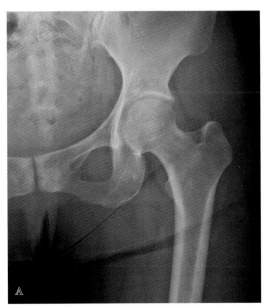

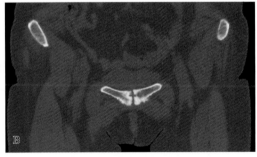

图2-6-2　耻骨骨炎

患者女性，47岁，左髋关节疼痛数月。A.左髋关节正位X线片示耻骨联合双侧软骨下骨多发囊变、骨质硬化；B.CT冠状位重建除X线片征象外，亦可见耻骨联合边缘骨刺形成

【治疗】

1.非手术治疗　包括休息、口服非甾体抗炎药、局部皮质类固醇注射及循序渐进的康复训练（包括核心肌肉的训练）等。

2.手术治疗　对于运动员来讲，非手术治疗无效时需手术治疗，包括耻骨联合融合术、关节盘刮除术及相关肌腱的再固定术等，可通过关节镜或开放手术进行。

（闫　东　程晓光）

第七节　髋关节暂时性骨质疏松症

髋关节暂时性骨质疏松症（transient osteoporosis of the hip，TOH）是一种原因不明的少见病，具有自限性。1959年由Curtiss等首次以病例报道的形式将其称为髋关节暂时性去矿化（transient demineralization of the hip），随着研究的深入和影像技术的发展，目前普遍将TOH、区域迁移性骨质疏松症（regional migratory osteoporosis，RMO）归入急性骨髓水肿综合征（Acute bone marrow edema syndromes，ABMES）一类，其共性为存在骨髓水肿、无外伤的急性发作和临床可逆的病程。

【病因】

TOH的发病机制尚不明确，学说众多，包括①神经源性学说：认为TOH是交感神经营养不良导致的局部充血和矿物质代谢活跃；②血管功能异常学说：动脉供血和静脉回流间的失衡所致的间质水肿；③骨坏死学说、软骨下骨折学说、遗传学说等。

【临床表现】

TOH好发于中青年男性，男女发病比例约为3∶1。股骨头是暂时性骨质疏松症最常见的好发部位，膝关节、踝关节或足亦可发生。典型的症状是患者出现无明显诱因的自发性、急性髋关节疼痛，通常较为剧烈，主要位于腹股沟区，负重或活动时加重，可同时伴有跛行。临床查体示病变部位关节运动受限，于股骨大粗隆、耻骨、坐骨区有压痛。疼痛持续一段时间之后会逐渐减轻，完全消失在发病后6～11个月。

【影像学表现】

X线片不宜作为常规首选影像学检查方法，初次出现症状时X线片通常无异常表现。发病3～6周后，X线片可见股骨头颈部不同程度的骨质疏松，但股骨头形态无明显异常，无软骨下骨塌陷，关节间隙亦无明显改变。CT对诊断TOH的帮助也不大。

MRI可以通过检出骨髓水肿而早期发现TOH，骨髓水肿在T_1WI表现为弥漫的、边界不清的低信号，T_2WI和脂肪抑制序列上呈高信号，可同时累及整个股骨头、颈部，甚至可达粗隆部；也可仅累及股骨头的一部分；部分病例亦可见到髋臼侧的骨髓水肿（图2-7-1）。有些病例可出现软骨下骨的异常改变，在高分辨率T_2WI或T_1WI增强扫描序列表现为软骨下骨的低信号带或较窄的软骨下线状影，平行于软骨下骨板，为软骨下骨应力性骨折。此外，髋关节积液是最常见的伴随征象，见于80%的TOH患者。

核素显像对于TOH诊断也有一定的帮助，在症状出现几日后，股骨头颈部即可出现均匀一致的放射性浓聚。

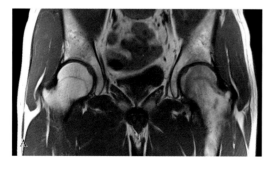
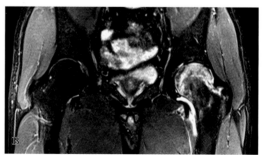

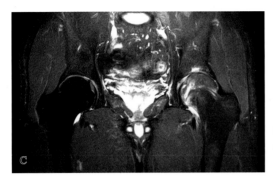
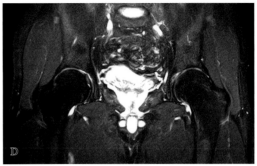

图2-7-1　髋关节暂时性骨质疏松症

患者男性,40岁,无诱因左髋关节疼痛。A、B.冠状位 T_1WI 和 FS T_2WI 示左股骨头颈部骨髓水肿,以头部为著,并可见髋关节积液;C.1个月后复查,冠状位 FS T_2WI 可见左股骨头颈部骨髓水肿减轻,但髋臼关节面下出现局限性骨髓水肿;D.5个月后复查,冠状位 FS T_2WI 示左髋部骨髓水肿完全消失

【治疗】

1.非手术治疗　TOH是一种自限性疾病,一般采取减少负重和对症处理,如口服非甾体抗炎药减轻疼痛症状等。近来亦有采用双膦酸盐和前列腺素类药物治疗TOH的报道,取得了较好的临床疗效。

2.手术治疗　主要是采用髓芯减压术,可快速改善髋关节疼痛症状。

(闫　东　程晓光)

参 考 文 献

[1] 高元桂, 张爱莲, 程流泉, 2013. 肌肉骨骼磁共振成像诊断 [M]. 北京: 人民军医出版社, 2013.

[2] 李锋, 程少荣, 王仁法, 等, 2012. 暂时性骨质疏松症的MRI表现 [J]. 放射学实践, 27 (3): 342-345.

[3] 李勇刚, 王仁法, 张景峰, 等, 2005. 应力性骨折的影像学诊断 [J]. 中华放射学杂志, (1): 72-75.

[4] 刘涛, 邵增务, 李健, 等, 2007. 应力性骨折发病机制研究进展 [J]. 国际骨科学杂志, (1): 43-45.

[5] 孙大铭, 张洪. 2010. 髋部暂时性骨质疏松症的诊断与保守治疗 [J]. 中华骨科杂志, (10): 951-954.

[6] 张贵春, 曹学诚, 2006. 疲劳骨折研究进展 [J]. 中国矫形外科杂志, (4): 304-307.

[7] 张雪哲, 洪闻, 王武, 等, 2004. 暂时性骨质疏松症的MRI表现 [J]. 中华放射学杂志, 38 (07): 42-44.

[8] Agten C A, Sutter R, Buck F M, et al, 2016. Hip Imaging in Athletes: Sports Imaging Series [J]. Radiology, 280 (2): 351-369.

[9] Albtoush O M, Bani-Issa J, Zitzelsberger T, et al, 2020. Avulsion Injuries of the Pelvis and Hip [J]. Rofo: Fortschritte auf dem Gebiete der Rontgenstrahlen und der Nuklearmedizin, 192 (5): 431-440.

[10] Amber I, Mohan S, 2018. Preventing Overdiagnosis of Acetabular Labral "Tears" in 40-Plus-year-old Patients: Shouldn't these be called Labral "Fissures" Instead? [J]. Academic Radiology, 25 (3): 387-390.

[11] Beatty T, 2012. Osteitis pubis in athletes [J]. Current sports medicine reports, 11 (2): 96-98.

[12] Beck M, Kalhor M, Leunig M, et al, 2005. Hip morphology influences the pattern of damage to the acetabular cartilage: femoroacetabular impingement as a cause of early osteoarthritis of the hip [J]. The Journal of bone and joint surgery. British volume, 87 (7): 1012-1018.

[13] Bittersohl B, Hosalkar H S, Zilkens C, et al, 2015. Current Concepts in Management of Slipped Capital Femoral Epiphysis [J]. Hip international: the journal of clinical and experimental research on hip pathology and therapy, 25 (2): 104-114.

[14] Calderazzi F, Nosenzo A, Galavotti C, et al, 2018. Apophyseal avulsion fractures of the pelvis. A review [J]. Acta bio-medica: Atenei Parmensis, 89 (4): 470-476.

[15] Castillo C, Mendez M, 2018. Slipped Capital Femoral Epiphysis: A Review for Pediatricians [J]. Pediatric annals, 47 (9): e377-e380.

[16] Choi H, McCartney M, Best T M, 2011. Treatment of osteitis pubis and osteomyelitis of the pubic symphysis in athletes: a systematic review [J]. British journal of sports medicine, 45 (1): 57-64.

[17] Czerny C, Hofmann S, Urban M, et al, 1999. MR arthrography of the adult acetabular capsular-labral complex: correlation with surgery and anatomy [J]. AJR. American journal of roentgenology, 173 (2): 345-349.

［18］Dallich A A, Rath E, Atzmon R, et al, 2019. Chondral lesions in the hip: a review of relevant anatomy, imaging and treatment modalities［J］. Journal of hip preservation surgery, 6 (1): 3-15.

［19］Erden A, Vikas K, 2015. Adolescent avulsion injuries of the pelvis: a case study and review of the literature［J］. Orthopedic nursing, 34 (1): 21-26.

［20］Georgiadis A G, Seeley M A, Chauvin N A, et al, 2016. Prevalence of acetabular labral tears in asymptomatic children［J］. Journal of Children's Orthopaedics, 10 (2): 149-154.

［21］Hamed V, Arash A, Ibrahim A, et al, 2019. Acetabular Labral Tears Are Common in Asymptomatic Contralateral Hips With Femoroacetabular Impingement［J］. Clinical orthopaedics and related research, 477 (5): 974-979.

［22］Henning P T, 2014. The Running Athlete: Stress Fractures, Osteitis Pubis, and Snapping Hips［J］. Sports Health, 6 (2): 122-127.

［23］Hiti CJ, Stevens K J, Jamati M K, et al, 2011. Athletic osteitis pubis［J］. Sports Medicine, 41 (5): 361-376.

［24］Hwang B, Fredericson M, Chung C B, et al, 2005. MRI findings of femoral diaphyseal stress injuries in athletes［J］. AJR. American Journal of Roentgenology, 185 (1): 166-173.

［25］Jayakar R, Merz A, Plotkin B, et al, 2016. Magnetic resonance arthrography and the prevalence of acetabular labral tears in patients 50 years of age and older［J］. Skeletal Radiology, 45 (8): 1061-1067.

［26］Johnson R, 2003. Osteitis pubis［J］. Current Sports Medicine Reports, 2 (2): 98-102.

［27］Klontzas M E, Vassalou E E, Zibis A H, et al, 2015. MR imaging of transient osteoporosis of the hip: an update on 155 hip joints［J］. European journal of radiology, 84 (3): 431-436.

［28］Kunduracioglu B, Yilmaz C, Yorubulut M, et al, 2007. Magnetic resonance findings of osteitis pubis［J］. Journal of magnetic resonance imaging: JMRI, 25 (3): 535-539.

［29］Lassus Jan, Tulikoura I, Konttinen Y T, et al, 2002. Bone stress injuries of the lower extremity: a review［J］. Acta orthopaedica Scandinavica, 73 (3): 359-368.

［30］Lee G Y, Kim S, Baek S H, et al, 2019. Accuracy of Magnetic Resonance Imaging and Computed Tomography Arthrography in Diagnosing Acetabular Labral Tears and Chondral Lesions［J］. Clinics in orthopedic surgery, 11 (1): 21-27.

［31］Matcuk G R, Mahanty S R, Skalski M R, et al, 2016. Stress fractures: pathophysiology, clinical presentation, imaging features, and treatment options［J］. Emergency Radiology, 23 (4): 365-375.

［32］Mayes S, Ferris A R, Smith P, et al, 2016. Similar Prevalence of Acetabular Labral Tear in Professional Ballet Dancers and Sporting Participants［J］. Clinical Journal of Sport Medicine, 26 (4): 307-313.

［33］Mintz D N, Hooper T, Connell D, et al, 2005. Magnetic resonance imaging of the hip: detection of labral and chondral abnormalities using noncontrast imaging［J］. Arthroscopy: the journal of arthroscopic & related surgery: official publication of the Arthroscopy Association of North America and the International Arthroscopy Association, 21 (4): 385-393.

［34］Miyanishi K, Kaminomachi S, Hara T, et al, 2007. A subchondral fracture in transient osteoporosis of the hip［J］. Skeletal Radiology, 36 (7): 677-680.

［35］Novais E N, Millis M B, 2012. Slipped capital femoral epiphysis: prevalence, pathogenesis, and natural history［J］. Clinical Orthopaedics and Related Research®, 470 (12): 3432-3438.

［36］Overdeck K H, Palmer W E, 2004. Imaging of hip and groin injuries in athletes［J］. Seminars in Musculoskeletal Radiology, 8 (1): 41-55.

［37］Peck D, 2010. Slipped Capital Femoral Epiphysis: Diagnosis and Management［J］. American family physician, 82 (3): 258-262.

［38］Peck K, Herrera-Soto J, 2014. Slipped Capital Femoral Epiphysis: What's New?［J］. Orthopedic Clinics of North America, 45 (1): 77-86.

［39］Reiman M P, Mather R C, Hash T W, et al, 2014. Examination of acetabular labral tear: a continued diagnostic challenge［J］. British journal of sports medicine, 48 (4): 311-319.

［40］Reiman M P, Thorborg K, Goode A P, et al, 2017. Diagnostic Accuracy of Imaging Modalities and Injection Techniques for the Diagnosis of Femoroacetabular Impingement/Labral Tear: A Systematic Review With Meta-analysis［J］. The American Journal of Sports Medicine. 45 (11): 2665-2677.

［41］Sanders T, Zlatkin M, 2008. Avulsion Injuries of the Pelvis［J］. Semin Musculoskelet Radiol, 12 (1): 42-53.

［42］Scott E, Westermann R, Rosneck J, 2018. A posterior labral cyst associated with an anterior labral tear of the hip［J］. Skeletal Radiology, 47 (6): 849-852.

［43］Sharma V, Oddy M J, 2014. Slipped capital femoral epiphysis: a review［J］. British Journal of Hospital Medicine, 75 (3):

155-161.

［44］Skala P，Zeman P，Kautzner J，et al，2017. Correlation between the Arthroscopic and MRI Findings in Patients Active in Sports with Clinically Suspected Acetabular Labral Tear-Prospective Study Results［J］. Acta chirurgiae orthopaedicae et traumatologiae Cechoslovaca，84（5）：372-379.

［45］Sonin A，Manaster B J，Andrews C L，等，2018. 创伤性骨肌诊断影像学［M］. 赵斌，林祥涛，译. 山东：山东科学技术出版社.

［46］Tibor L M，Sekiya J K，2008. Differential Diagnosis of Pain Around the Hip Joint［J］. Arthroscopy：The Journal of Arthroscopic and Related Surgery，24（12）：1407-1421.

［47］Tzaveas A，Villar R N，2010. Acetabular labral and chondral pathology［J］. The Open Sports Medicine Journal，4（1）：64-74.

［48］Vande Berg B C，Lecouvet F E，Koutaissoff S，et al，2008. Bone marrow edema of the femoral head and transient osteoporosis of the hip［J］. European journal of radiology，67（1）：68-77.

［49］Yen Y M，Kocher M S，2010. Chondral Lesions of the Hip Microfracture and Chondroplasty［J］. Sports Medicine and Arthroscopy Review，18（2）：83-89.

第 3 章

累及肌肉及肌腱的病变

第一节 肌肉拉伤

肌肉拉伤（muscle strain）是肌肉的间接损伤，指在运动过程中，由于肌肉急剧收缩或者过度牵拉肌肉导致的损伤，是肌肉损伤中最常见的类型。肌肉拉伤实质是肌肉组织的过载，组织学表现为肌纤维或结缔组织连续性的中断，甚至整个肌肉的完全断裂。

【病因】

肌肉拉伤与下列因素有关。①身体结构：人体有些肌肉更容易拉伤，如腘绳肌是男性足球运动中最为常见的拉伤部位。②肌肉紧张：身体僵硬的人或运动前没有充分热身具有较高的肌肉拉伤风险。③运动方式与动作：肌腱与韧带有时无法承受肌肉突然爆发的力量，如短跑时；还有部分动作过大超过肌肉承受能力，如举重物，都容易造成肌肉拉伤。④长期反复运动或姿势不正确：如某些特定职业中反复重复一个动作，因肌肉劳损而更容易产生拉伤。

根据损伤的时间可以将肌肉拉伤分为急性损伤及慢性损伤，急性损伤的程度依赖于应力的速度、幅度和作用时间的长短；慢性损伤多发生于已经有慢性退变或炎症的肌肉、肌腱，因肌力有所减弱，受到相对较小的应力就可以使其损伤。

【临床表现】

疼痛、肿胀、功能障碍是肌肉拉伤的主要临床表现。疼痛主要位于受损部位，活动时表现为刺痛，而休息期间表现为钝痛，损伤部位还可出现瘀斑。组织学上，急性严重拉伤后即可在损伤处见到部分肌纤维断裂和出血；拉伤后 1～2 天，可见肌纤维肿胀、出血、坏死和炎症细胞浸润；3 天后，肌纤维再生，成纤维细胞活跃；7 天后炎症反应减轻，瘢痕组织形成。临床上以部分肌纤维断裂较为多见，当肌肉完全断裂时，患肌可发生明显回缩、移位。肌肉拉伤多发生在运动或持续不当活动后，病史明确情况下较易诊断。

【影像学表现】

X 线和 CT 对诊断肌肉拉伤能力有限，主要用于判断是否存在骨折，尤其是为肌肉肌腱附着部位的撕脱骨折提供诊断依据。

MRI 是肌肉拉伤最佳的影像学检查方法。正常肌肉边缘光整，肌腹稍显突起，但无肿胀，在 MRI 所有序列均表现中等偏低信号，肌肉间隙的脂肪呈线、枝、"羽毛状"高信号影，以 T_1WI 序列显示最佳。肌肉拉伤通常发生于肌肉肌腱连接处，表现为损伤区域局限性或弥漫性充血、出血、水肿，伴或不伴有肌肉纤维的撕裂。

急性肌肉拉伤在 MR 影像主要有两种表现：①肌肉变形；②出血和水肿。在肌肉拉伤引起的肌肉部分撕裂中，血液和水肿液经常在肌束间隙内扩散，而呈现"羽毛状"外观，这是肌肉拉伤的典型表现（图 3-1-1）。肌肉拉伤最常见于大腿或小腿的梭形肌中，依据肌纤维损伤程度分为 3 度。

Ⅰ度拉伤（图 3-1-2）：肌肉-肌腱单元的微小损伤，典型者肌肉或肌腱纤维的撕裂小于 5%，MRI 显示损伤处 T_1WI 呈等或稍低信号，T_2WI 和脂肪抑制序列呈高信号，可见"羽毛状"外观。

Ⅱ度拉伤（图 3-1-3）：为部分撕裂，MRI 所见除Ⅰ度拉伤的表现外，肌肉-肌腱连接处出现血肿是Ⅱ度拉伤的特征性表现，还可见肌纤维断裂处呈"星状"的组织缺损，伴邻近肌腱变薄和紊乱。

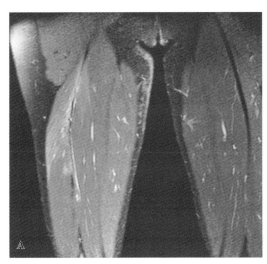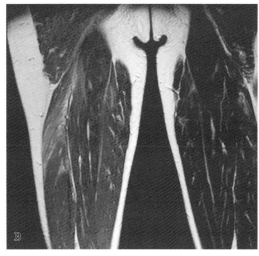

图3-1-1　股二头肌拉伤

A.冠状位FS PDWI；B.冠状位T$_2$WI示右侧股二头肌Ⅰ度拉伤：右大腿中上段股二头肌局部异常信号区，呈典型的"羽毛状"外观

引自：崔运能，李绍林，卢雄光，等，2015.男性职业足球运动员急性大腿肌肉拉伤的磁共振成像表现［J］.实用放射学杂志，（7）：1152-1154，1158.

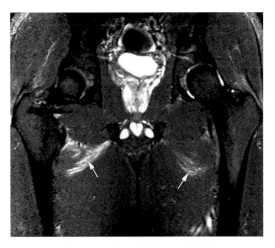

图3-1-2　双侧内收肌Ⅰ度拉伤

冠状位T$_2$脂肪抑制MRI：双侧内收肌Ⅰ度拉伤

引自：Kumaravel M，Bawa P，Murai N，2018. Magnetic resonance imaging of muscle injury in elite American football players：Predictors for return to play and performance［J］. European Journal of Radiology，108：155-164.

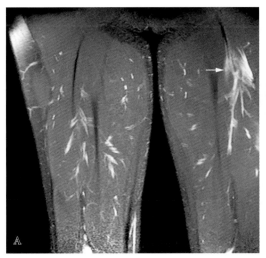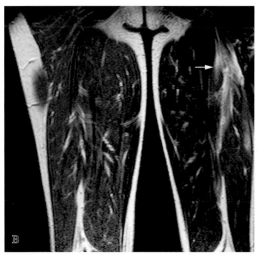

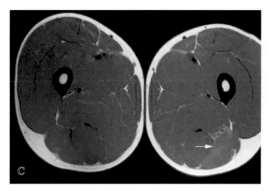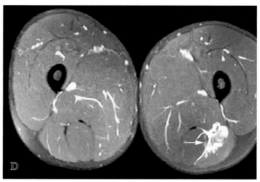

图3-1-3　股二头肌Ⅱ度拉伤

A、B.冠状位FS PDWI和T₂WI示左大腿股二头肌长头肌肉－肌腱连接处局部结构中断，呈T₁等信号、T₂高信号为主；C.横断位T₁WI可见损伤区内小片状T₁高信号，提示病灶内出血；D.横断位FS PDWI亦可见肌筋膜间积液

引自：崔运能，李绍林，卢雄光，等，2015. 男性职业足球运动员急性大腿肌肉拉伤的磁共振成像表现［J］. 实用放射学杂志，（7）：1152-1154，1158.

Ⅲ度拉伤：是肌肉－肌腱连接处的完全断裂，即重度损伤。急性期MRI可见损伤处广泛的水肿和出血，完全撕裂的肌腱边缘形态不规则，断裂肌肉的回缩可形成局部"肿块"，两断端间充满渗出液和血液。

肌肉拉伤不仅可累及肌纤维和肌腱组织，还可导致肌筋膜及筋膜周围组织损伤，在MRI上可见筋膜连续性中断，沿筋膜走行区可见条带状液体积聚。肌肉拉伤的瘢痕修复在MRI呈T₁WI低信号、T₂WI低信号；肌肉的萎缩可见肌肉体积减小和高信号的脂肪浸润。

【治疗】

Ⅰ度和Ⅱ度肌肉拉伤通常采用非手术治疗，如休息和制动、损伤部位冰敷、患肢抬高等，疼痛较重时可服用非甾体抗炎药。此外，亦可行脉冲超声波等理疗方法。Ⅲ度肌肉拉伤因损伤严重，常需进行外科修复，且术后要积极进行康复训练。

（张灵艳　周　全）

第二节　肌肉挫伤

肌肉挫伤（muscle contusion）是肌肉的直接损伤，一般由钝性物体或外来应力作用于肌肉所致，占所有运动损伤的12%左右。

【病因】

体育运动是肌肉挫伤的最常见原因，多由运动时相互冲撞、踢打及身体与器械的碰撞产生，尤以足球、篮球、武术散打、拳击、跆拳道等对抗性项目多见。此外，体力工作、交通事故及自然灾害（如地震）等也是引发肌肉挫伤的常见原因。肌肉挫伤的损伤程度与撞击力成正比，也与撞击物的大小有关，即小物体由于撞击力集中，因此比大物体或扁平物体产生的损害大。

【临床表现】

外源性机械因素引起肌细胞和相关组织损伤后，快速刺激机体局部启动炎症反应，造成损伤部位的血管通透性增加，表浅毛细血管破裂，液体和细胞成分渗出及炎症介质聚集，因此肌肉挫伤主要表现为红、肿、热、痛、功能障碍及出现伤口或创面。轻度挫伤一般只造成肿胀，疼痛不明显；重度挫伤则可引起血肿甚至休克。并发骨化性肌炎，会影响邻近肌肉的功能，如髂腰肌骨化性肌炎可能引起运动时髋部疼痛，患者有时可触摸到肿块。

【影像学表现】

MRI具有软组织对比度好、空间分辨率高及多参数多平面成像等诸多优点，可根据肌肉形态与信号改变来显示并准确判定肌肉损伤的部位、程度、范围及有无血肿形成，非常适用于肌肉损伤的诊断；MR增强扫描还经常用于肌肉血肿、骨化性肌炎与软组织肿瘤的鉴别诊断。高频超声成像在肌肉损伤影像诊断中具有安全、无辐射、无创、实时、价格低廉等优势，可提供肌纤维长度、肌肉厚度、横截面积、"羽毛状"外观等丰富形态学信息，还可以应用彩色多普勒血流成像技术（color Doppler flow imaging，CDFI）显示肌肉组织内部血流信号，在国外通常被作为肌肉损伤的首选影像学检查方法，我国则往往以MRI为主、超声检查为辅。X线片和CT成像对肌肉挫伤诊断价值有限，但对骨化性肌炎的诊断优于MRI。

肌肉挫伤的主要影像学表现：损伤部位的肌肉水肿、肌肉实质出血和肌肉内血肿，少数病例可并发骨化性肌炎。

1.肌肉水肿　MRI可以直接显示损伤肌肉的形态异常，如体积增大、局部连续性中断。在液体敏感序列（如FS T_2WI）表现为不均匀的高信号，边界模糊，典型者因水肿液和血液在肌束间隙内扩散呈"羽毛状"外观（图3-2-1）。

在超声上表现为肌肉肿胀、厚度增加、回声模糊或呈"羽毛状"增强；部分患者肌内可见不规则、无回声积液（图3-2-2）。

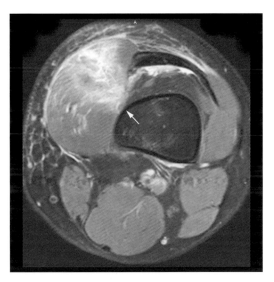

图3-2-1　股内侧肌挫伤

横断位FS PDWI示股内侧肌弥漫性肌肉水肿（箭头），在膝上前内侧撞击部位有皮下水肿

引自：Flores D V，Mejía Gómez C，Estrada-Castrillón M，et al，2018. MR Imaging of Muscle Trauma：Anatomy，Biomechanics，Pathophysiology，and Imaging Appearance［J］. Radiographics：a review publication of the Radiological Society of North America，38（1）：124-148.

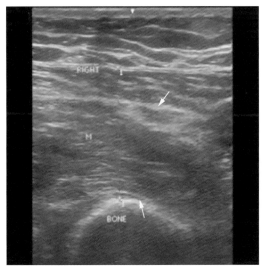

图3-2-2　大腿肌肉挫伤

轴向超声图显示大腿肌肉肿胀，厚度增加（箭头）

引自：Liu W，Wang D，Ouyang H，et al，2019. Ultrasound Assessment of Muscle Injury Associated with Closed Limb Fracture［J］. BioMed research international，2019：9365291.

2.肌肉实质出血和肌肉内血肿　肌肉由众多肌纤维构成，少量的实质出血可在肌束间隙内蔓延，故有文献亦称之为肌肉间质性出血。当出血量较大时，会导致压力增高，从而引起邻近部位的循环障碍；当筋膜损伤时，血液可流入肌肉间隙，致肌肉内压力减低，可能会出现无法控制的出血。典型的肌肉内出血在MR液体敏感序列中呈"羽毛状"外观。

肌肉内血液大量积聚，就可以形成肌肉血肿。在MRI上，肌肉血肿常表现为单块肌肉内边界清楚的分叶状肿块，常伴肌肉体积增大、水肿和出血。不同时期的出血表现为不同信号强度的肌内肿块，具体内容见本章第三节。

在超声上，急性出血表现为损伤部位无定形的高回声性液体聚积区，可呈圆形、椭圆形或纺锤形（两肌平面间血肿）及类似双面凸透镜的形态。在数小时内，出血演变成无回声的液体聚集区。然后在几天时间内转变成低回声的液体聚集区，内有强回声团或细光带飘动，其中可能含液-液平、分隔或碎片。彩色多普勒血流成像其周围可探及动脉血流信号（图3-2-3）。

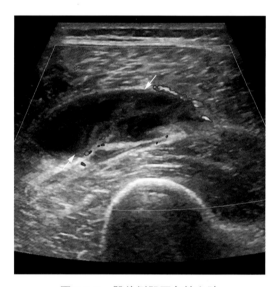

图3-2-3　股外侧肌亚急性血肿

纵向超声图示股外侧肌内有大量无回声的液体聚集物，内部有少量的碎片，病灶内无明显血流信号（箭头）

引自：Flores D V，Mejía Gómez C，Estrada-Castrillón M，et al，2018. MR Imaging of Muscle Trauma：Anatomy，Biomechanics，Pathophysiology，and Imaging Appearance［J］. Radiographics：a review publication of the Radiological Society of North America，38（1）：124-148.

3.骨化性肌炎　是发生于肌肉的异位骨化，此病病因尚不完全明确，局限性骨化性肌炎多有外伤史，且常被认为是肌肉挫伤的并发症之一。骨化性肌炎多发生于20～30岁成人，男性常见，多发生于四肢大肌群。临床表现为患处皮温高、压痛，可触及质硬肿块。

骨化性肌炎最初会引起血管和细胞增生，表现为边界不清的肿块，可见广泛的外周水肿。在伤后2～4周，病变边缘骨化轻微，仅能在CT上观察到。伤后6周至6个月，肿块趋于局限，边界逐渐清晰，X线片及CT上可见斑点状、絮样高密度影，典型者呈特征性"蛋壳样"环状骨化（图3-2-4）。在MRI上，病变中心T_1WI呈等、低信号，T_2WI呈稍高信号，病变边缘呈环状低信号，增强扫描病变不均匀中度强化（图3-2-5）。此时超声表现为软组织内不均质低回声肿块，边界清楚，肿块周围开始出现斑片状骨样组织和钙化，肿块中心出现单个或多个强回声团，后方有声影（图3-2-6）。伤后6个月，病变更为局限，异位骨化成分逐渐增多，周围无水肿，X线片及CT表现为高密度骨化、钙化灶。在超声上表现为不透声的骨性包块，肿块内血流信号不明显。

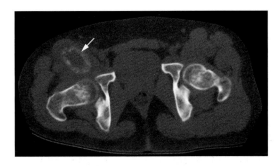

图3-2-4 右髋部骨化性肌炎

双髋关节CT平扫横断位示右髋前部软组织内占位，呈典型"蛋壳样"环状骨化，邻近软组织水肿

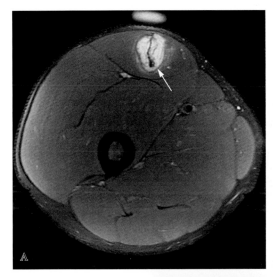

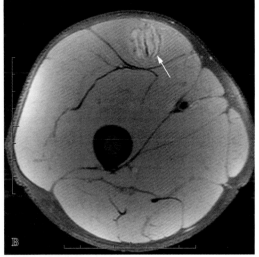

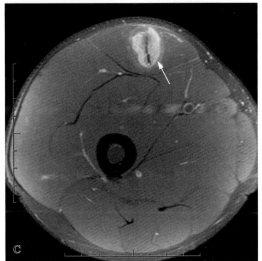

图3-2-5 股直肌骨化性肌炎

A.横断位FS T$_2$WI示股直肌内不规则形高信号灶，病变边界清晰，边缘见低信号环，提示外周纤维化或早期骨化（箭头）；B.FS T$_1$WI示病灶呈稍高信号（箭头）；C.FS T$_1$WI增强扫描示病灶呈轻度不均匀强化（箭头）

引自：Kassarjian A，Rodrigo R M，Santisteban J M，2012. Current concepts in MRI of rectus femoris musculotendinous（myotendinous）and myofascial injuries in elite athletes［J］. European Journal of Radiology，81（12）：3763-3771.

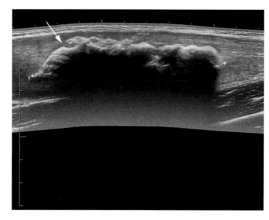

图 3-2-6　大腿骨化性肌炎

超声图示股四头肌内低回声肿块，边界不清，其内显示沿肢体长轴分布的粗大钙化或骨化强回声，伴后方声影（箭头）

引自：Chris O'Donnell.Myositis ossificans［DB/OL］.2015.https：//radiopaedia.org/cases/myositis-ossificans-10?lang＝us

【治疗】

　　肌肉挫伤主要采取非手术治疗，包括受累肢体或部位的制动，抬高患肢及使用冰袋或冰浴以减少渗出和水肿等。如果出血过多致血肿形成且较为严重时，亦可行外科手术治疗。如果并发骨化性肌炎，定期随诊复查即可，肿块常在1年后变小甚至完全消失，具有自限性。

（张灵艳　周　全）

第三节　肌肉出血和血肿

　　肌肉的血液通过扩大的血管内皮细胞间隙、受损的血管基膜或破裂的血管渗出管腔外，称为肌肉的出血。这一过程持续发展，当血液大量积存就形成血肿。肌肉拉伤或挫伤常合并出血和血肿，可因累及肌肉不同位置出现肌内血肿、肌间血肿。

【病因】

　　肌肉出血和血肿常见于外伤及剧烈或过负荷运动，如肌肉拉伤、肌肉挫伤、肌肉刺伤等。此外，自发性肌肉出血和血肿临床少见，可能与凝血系统疾病、血管炎、抗凝剂的使用、肿瘤及炎症等相关。本节主要介绍运动相关性肌肉出血和血肿。

【临床表现】

　　肌肉出血和血肿多见于年轻人，以运动员居多，多有明确的外伤史，临床表现主要有疼痛、功能障碍等。当血肿形成压迫神经时可引起神经症状，如髂腰肌血肿可压迫股神经引起股神经麻痹。当合并骨折或骨挫伤时可引起关节活动受限。查体可发现相应部位软组织肿胀或合并皮下瘀点、瘀斑等。

　　此外，肌肉血肿不同于颅脑、胸腹腔等部位的实性器官或腔隙血肿，由于肌肉具有致密结缔组织形成的肌膜（如肌外膜等），从而在肌肉内形成一个个非常密实的肌筋膜室，当肌肉血肿较大时产生的占位效应会使肌筋膜室内压力显著升高，导致肌肉和神经组织灌注减少，甚至发生坏死，因此临床上除了疼痛及功能障碍外，还可诱发肌筋膜室综合征。

【影像学表现】

　　肌肉出血的影像学表现在肌肉拉伤和挫伤章节中多有描述，本节着重介绍肌肉血肿的影像学表现。肌肉血肿依据发生部位可分为肌内血肿和肌间血肿。肌内血肿可呈类圆形、梭形或不规则形，边界较清晰，常伴肌肉体积的增大、肌纤维的断裂和邻近组织的出血、水肿（图3-3-1）。肌间血肿沿肌筋膜间隙分布，常呈长梭形，边界清晰，邻近组织受压变形（图3-3-2）。

　　根据血肿发生时间的长短，可分为超急性期血肿、急性期血肿、亚急性早期血肿、亚急性晚期血肿及慢性期血肿。

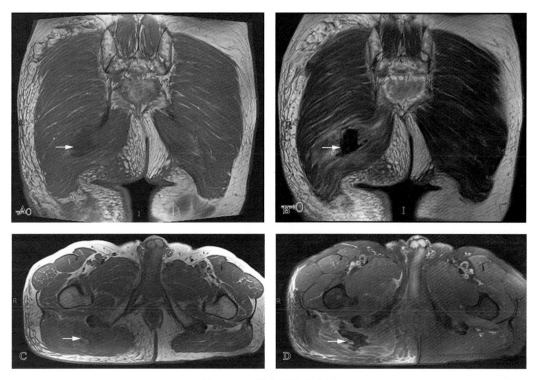

图3-3-1　臀大肌肌内血肿

A、C.冠状位和横断位T$_1$WI；B.冠状位T$_2$WI；D.横断位FS PDWI。右侧臀大肌部分肌纤维连续性中断，可见一不规则形T$_1$WI稍低信号、T$_2$WI低信号灶（箭头），邻近肌肉和皮下脂肪层水肿，边缘模糊

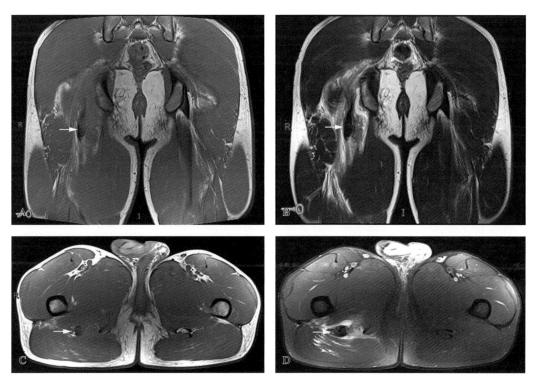

图3-3-2　臀大肌与大收肌间隙内血肿

A.冠状位T$_1$WI；B.冠状位T$_2$WI；C.横断位PDWI；D.横断位FS PDWI。右侧臀大肌与大收肌间隙内见团块样异常信号（箭头），T$_1$WI和PDWI呈稍低信号、T$_2$WI呈低信号；FS PDWI主要呈低信号，内夹杂小片状稍高信号；邻近臀大肌、大收肌水肿

1.超急性期血肿（＜24小时，有文献定义为＜4小时）　由完整红细胞内的氧合血红蛋白组成，表现为T_1WI等信号、T_2WI高信号。

2.急性期血肿（1～3天，有文献定义为4～6小时）　T_1WI常为等信号，T_2WI为低信号，这与细胞内脱氧血红蛋白有关；也有报道认为急性期血肿T_1WI为低信号，T_2WI为高信号，这主要与血肿的液体性质有关。

3.亚急性早期血肿（3～7天，有文献定义为6小时至3天）　由于细胞内脱氧血红蛋白转变为高铁血红蛋白，从而增加了T_1信号强度，故T_1WI为高信号、T_2WI为低信号。

4.亚急性晚期血肿（7～28天，有文献定义为3～28天）　随着红细胞破裂和高铁血红蛋白游离至细胞外，T_2信号强度也逐渐增加，故表现为T_1WI和T_2WI高信号。

5.慢性期血肿（＞28天）　血肿最终降解为含铁血黄素和铁蛋白或完全机化，T_1WI和T_2WI均呈低信号。如果血肿内的成分被完全吸收，则可能形成血清肿，表现为T_1WI低信号、T_2WI高信号。

需要注意的是，在文献报道中，肌肉血肿的信号演变规律并未达成一致，这是因为肌肉由众多肌纤维构成，少量出血可在肌纤维和肌束间隙内蔓延，但大量出血如何聚集并形成局限性血肿的机制目前尚未明确，因此就决定了血肿内成分及随时间演变的不确定性；同时有些患者就诊时无法明确损伤时间或无明确外伤史，因此，临床和影像医师不要盲目照搬上述分期，而是要密切结合临床病史，并定期随诊MRI。此外，有时肌肉血肿需与肿瘤出血相鉴别，MR增强扫描可为鉴别诊断提供重要依据，即血肿一般没有强化或仅血肿壁强化，而一旦病变肌肉内出现结节样强化灶则肿瘤的可能性比较大。

【治疗】

肌肉出血和血肿随着时间推移，累积的血液可被吸收，血肿逐渐变小，较大的血肿可能需要几个月才能完全吸收。因此，临床上通常采取非手术治疗，如损伤后48小时内冰袋冷敷，每次20分钟左右，2～3小时重复一次，以减轻肿胀；同时注意休息和制动，并抬高患肢。如果血肿巨大引起邻近组织循环障碍，可行外科手术引流治疗。

（张灵艳　周　全）

第四节　累及前方肌肉的病变

一、股直肌损伤

股直肌是股四头肌最表层的肌肉，位于大腿前面皮下，主要起到屈髋和伸膝的作用。股直肌损伤是运动员下肢常见的运动相关性肌肉损伤，仅次于腘绳肌损伤。

【病因】

股直肌自身的解剖结构使其易受各种损伤，如股直肌双腱起源，即直头和反折头（又称间接头），前者起源于髂前下棘，后者起源于髋臼上缘，两者成锐角汇合；股直肌肌内结构亦较复杂，直头主要形成覆盖肌肉近端1/3的前方浅表肌腱，单羽肌便起源于此，并与前筋膜混合；反折头主要形成深部肌肉内的中央腱，双羽肌起源于该腱两侧，且被单羽肌环绕。股直肌跨越髋、膝关节，含Ⅱ型肌纤维比例高，当进行蹬腿、冲刺动作时，可产生强大的离心或向心收缩力而易导致股直肌损伤。此外，寒冷潮湿的环境、较硬的运动地面也与股直肌损伤有关。

【临床表现】

典型的股直肌损伤表现为损伤后即出现的急性疼痛，根据损伤程度的不同，可伴有相应肌力的丧失，如急性股直肌肌腱损伤、肌筋膜损伤等。此外，有时股直肌急性损伤发病隐匿，仅表现为大腿前部的轻微不适，或受损肌肉的轻度痉挛或张力增加。

【影像学表现】

MRI是股直肌损伤最主要的检查方法，其表现因损伤部位不同而异。

1.近端肌腱损伤　同其他肌腱损伤类似，股直肌近端肌腱损伤可表现为部分撕裂、完全撕裂、肌腱病及髂前下棘撕脱骨折。需要注意的是股直肌双腱起源，因此我们除了评估损伤程度外，还要明确损伤累及了直头还是反折头，或是两者皆受累。

2.股直肌直头肌肉-肌腱损伤　股直肌直头有一相对较短的肌腱，它呈扇形散开并与股直肌肌腹上1/3的前筋膜融合，因此股直肌直头肌肉-肌腱损伤常表现为沿肌腹前部、前筋膜深面分布的水肿和积液（图3-4-1）。这种肌腱与筋膜相融的解剖结构，一方面可能使我们很难区分肌腱损伤和肌筋膜损伤，另一方面也可能使单纯的直头腱损伤最终加重为肌筋膜室综合征。

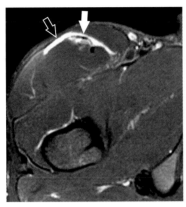
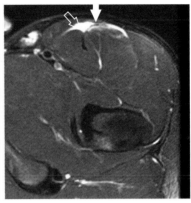

图3-4-1　股直肌直头腱损伤

横断位FS T$_2$WI示2位半职业足球运动员股直肌直头腱损伤（白箭），积液在股直肌前方沿前筋膜深面分布（空箭）

引　自：Kassarjian A，Rodrigo RM，Santisteban JM，2012. Current concepts in MRI of rectus femoris musculotendinous（myotendinous）and myofascial injuries in elite athletes［J］.Eur J Radiol，81（12）：3763-3771.

3.股直肌反折头（间接头）肌肉-肌腱损伤　股直肌反折头的肌肉-肌腱连接范围长并位于股直肌肌腹中，所以典型的损伤通常表现为沿该腱长轴分布的广泛水肿或积液，累及近、中段2/3的肌肉（图3-4-2）。Ⅰ度拉伤通常表现为典型"羽毛状"外观，肌腱本身无异常改变；Ⅱ度拉伤（部分撕裂）可见肌纤维和肌腱的局部变形，撕裂区内可有一充满液体的组织缺损，在较严重的病例中，水肿围绕在肌腱周围形成"牛眼征"（图3-4-2）。Ⅲ度拉伤（完全撕裂）表现为肌腱连续性完全中断，肌肉和肌腱可有不同程度的近端收缩，断端间隙内充满液体、血液、组织碎片和（或）肉芽组织。

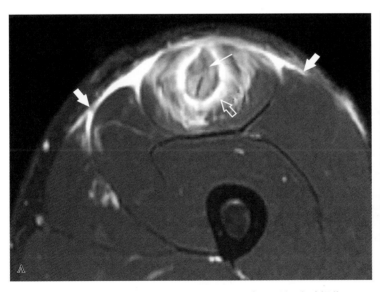
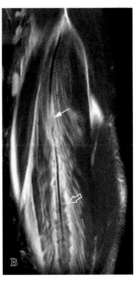

图3-4-2　股直肌反折头腱损伤

A、B.横断位和冠状位FS T$_2$WI示半职业足球运动员股直肌肌肉-肌腱连接处大范围损伤并累及反折头腱（细箭），肌肉-肌腱连接部与其他大部分肌肉间可见一充满液体的断面（空箭），在横断位上呈"牛眼征"；损伤累及肌筋膜，可见筋膜周围积液（宽箭）

引自：Kassarjian A，Rodrigo R M，Santisteban J M，2012. Current concepts in MRI of rectus femoris musculotendinous（myotendinous）and myofascial injuries in elite athletes［J］. European Journal of Radiology，81（12）：3763-3771.

4.股直肌肌筋膜损伤　肌筋膜损伤对治疗和预后有着重要意义，因此我们在临床工作中应予以充分重视。文献报道，在职业足球运动员中，肌筋膜损伤约占所有股直肌损伤的15%。损伤可发生在股直肌的任何部位，以近、中1/3多见。MRI表现为肌肉形态改变，肌肉水肿或积液延伸至筋膜面，后外侧是典型的受累区域。如筋膜完整，积液将位于肌肉和肌筋膜间，使两者分离；如肌筋膜局部损伤缺损，除前述征象外，还可见积液延伸至股直肌外的肌间隙内。

二、髂腰肌损伤

髂腰肌由腰大肌和髂肌组成，是大腿屈曲肌之一。腰大肌呈长形，起自腰椎体侧面及横突；髂肌呈扇形，起自髂窝，位于腰大肌外侧。向下两肌相合，经腹股沟韧带深面，止于股骨小转子。

【病因】

髂腰肌损伤引起腰痛的病例在临床中十分常见，发生于重复的髋部屈曲运动或髋部过伸运动。跨栏运动、武术运动、杂技练功、瑜伽姿势不良、舞蹈姿势不良、走路姿势不良（如长期穿高跟鞋）等运动使髋关节过度后伸或旋转，都可导致髂腰肌损伤。腹、盆腔手术后遗症也是病因之一。另有少数为拮抗肌损害后，其代偿过度引起继发性损害。此外，部分女性在行经期过量饮用冷饮、受寒，引起髂腰肌及腰盆部内多器官组织和血管产生病理性收缩，也可导致髂腰肌损伤。

【临床表现】

疼痛是髂腰肌损伤的主要临床症状，表现为腹痛、下背部痛、腰痛、腹股沟和大腿上部痛，可单发或多发，或左右两侧轻重不同。早期可表现为"静息痛"（坐后、站起即刻腰痛，屈髋休息后缓解），局部肿胀，髋关节功能受限；晚期出现牵拉不适、性交痛、小腹寒痛甚至持续性疼痛，久治不愈，部分患者产生自杀念头。髂腰肌陈旧损伤表现为局部肿胀不明显或无肿胀，有压痛、髋关节伸屈活动受限。

查体：腰大肌牵拉试验（＋）、屈髋外旋抗阻试验（＋）、髂腰肌所在部位压痛明显，小转子压痛尤甚（患者仰卧、健膝屈曲30°时，患肢置于健膝之上呈外展外旋位，此时小转子旋到前方，用拇指可查到明显压痛点）。

【影像学表现】

急性期表现为肌腱或肌肉撕裂，MRI征象同其他肌肉损伤。

慢性期可表现为慢性肌腱病，MRI示肌腱增粗，T_1WI呈低信号，FS T_2WI信号增高。亦可见撕裂的肌肉瘢痕性修复，表现为患区不规则形T_1WI、T_2WI低信号灶。

【治疗】

股直肌和髂腰肌损伤的治疗原则同其他肌肉损伤，详见本章第一至三节的治疗部分。

（李红林　周　全）

第五节　累及外侧肌肉的病变

一、大转子疼痛综合征

大转子疼痛综合征（greater trochanteric pain syndrome，GTPS）是髋关节外侧疼痛的常见原因，既往常被狭义地等同于股骨大转子滑囊炎，目前将大转子滑囊炎、臀中肌和臀小肌肌腱病/撕裂、外侧型弹响髋等多种引发大转子周缘疼痛的因素统称为GTPS。

【病因】

GTPS的确切病因尚不清楚，可能的原因包括大转子滑囊炎、臀中肌和臀小肌肌腱病/撕裂、外侧型弹响髋、肥胖、膝或髋关节骨性关节等。

【临床表现】

GTPS发病率为1.8‰～5.6‰，最常见于40～60岁人群，女性好发。典型的临床表现是髋关节外侧的慢性疼痛和压痛，疼痛在行走、患侧卧位和爬楼梯时加重。患者可能有轻微或中等程度的跛行。患髋的活动范围一般不受限制，但侧卧外展可能有不同程度的减弱。体格检查通常显示大转子上方的触诊压痛，屈曲-外展-外旋（FABER）试验后疼痛，Ober试验阳性。

【影像学表现】

1. X线片 ①骨盆或患髋X线片，以排除骨性关节炎、非移位性骨折或其他骨性异常；②慢性GTPS有时可见股骨大转子骨质硬化、边界不规则或前缘骨赘；③钙化性肌腱炎常见于臀中肌；④可见血肿钙化或骨化性肌炎；⑤大转子撕脱骨折（少见）。

2. CT 与X线检查结果相似。

3. MRI 根据引发GTPS的原因不同，有如下征象。①肌腱病：臀中肌和臀小肌肌腱增粗，T_2WI呈高信号，肌腱和肌纤维连续；②部分撕裂：肌腱局部不连续，在液体敏感序列上出现液性高信号，但未贯穿肌腱全层；③完全撕裂：肌腱完全断裂，断端回缩，两断端间隙被液体信号填充；④大转子滑囊炎：滑膜增生，滑囊积液（图3-5-1）；⑤外侧型弹响髋：详见本章第八节；⑥钙化性肌腱炎：大转子周缘可见低信号钙化灶、邻近肌肉水肿；⑦其他征象：如肌肉脂肪性萎缩、大转子骨髓水肿等。

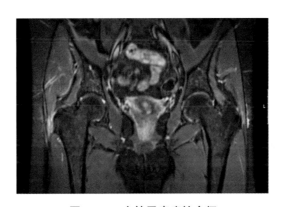

图3-5-1 大转子疼痛综合征

冠状位FS T_2WI示双侧大转子滑囊滑膜增生、信号增高，右侧为著，提示为大转子滑囊炎；左侧大转子水平皮下脂肪层水肿

【治疗】

1. 非手术治疗 包括休息、物理治疗（如早期冰敷）、镇痛药物的服用、局部注射皮质类固醇、体外冲击波疗法等，多数患者经非手术治疗可获得良好疗效。

2. 手术治疗 对于少数经非手术治疗无效的难治性患者，可行外科手术治疗，如髂胫束松解延长术、滑囊切除术等。

二、近端髂胫束综合征

髂胫束是人类特有的解剖结构，其近端大部分附着于髂结节，少许附着于髂骨翼的其他区域，并于股骨大转子水平混入臀大肌和阔筋膜张肌肌腱纤维。近端髂胫束综合征（proximal iliotibial band syndrome）的称谓首先由Sher于2011年提出，认为是髂胫束在髂结节附着端的过度使用导致的损伤。本病与髂胫束摩擦综合征不同，作为一个独立的疾病存在。

【病因】

近端髂胫束综合征的实质是附着端过度使用性损伤。生物力学研究表明，女性骨盆宽度与股骨长度的比例越大，髋关节外侧肌肉就会发生负荷过载，同时髋内收运动增大，以此来维持骨盆平衡；而且在跑步时，女性内收肌活动更大，髋内旋也更加明显，这都能导致髂胫束超负荷，也解释了为什么女性更易发生近端髂胫束综合征。

【临床表现】

近端髂胫束综合征以女性多见，尤其是跑步爱好者或肥胖的老年人。主要表现为髂结节区的疼痛和压痛，并随活动而加剧。

【影像学表现】

髂胫束近端水肿、增厚，MRI表现为沿髂结节下缘的髂胫束近端T_2WI高信号，伴或不伴近端髂胫束部分撕裂，邻近软组织水肿（图3-5-2）。

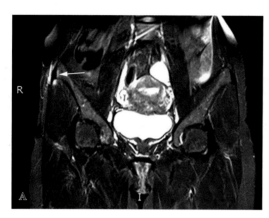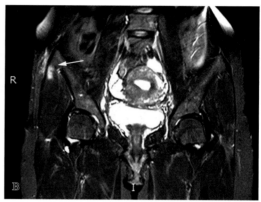

图3-5-2　近端髂胫束综合征

53岁女性，冠状位（A）和横断位（B）脂肪抑制T_2WI示近端髂胫束附着端略增厚、周缘水肿（箭）

【治疗】

本病治疗原则同大转子疼痛综合征。此外，可以配合适度的运动治疗，如进行髂胫束伸展练习，加强盆腔稳定性和腹腰部肌肉力量的锻炼等。

（李红林　周　全）

第六节　累及后方肌肉的病变

本节主要介绍腘绳肌损伤。

腘绳肌是大腿后侧肌群，由股二头肌、半膜肌和半腱肌组成，股二头肌短头起于股骨粗隆，股二头肌长头、半膜肌和半腱肌起于坐骨结节；股二头肌止于腓骨头，半腱肌和半膜肌止于胫骨近端内侧面。腘绳肌的3块肌肉均跨越髋关节和膝关节两个关节，起到伸髋、屈膝的作用，腘绳肌损伤是体育运动中最常见的损伤之一。

【病因】

腘绳肌损伤常见于高速移动及反复髋关节伸展的运动，尤易发生在跳、跑和踢腿等导致腘绳肌快速收缩时。腘绳肌损伤的另一机制是肌肉的过度拉伸，如髋关节过屈的同时膝关节过伸即可能导致腘绳肌的完全断裂。慢性肌腱病则多见于跑步者。其他腘绳肌损伤的危险因素包括：①既往发生腘绳肌损伤是其再损伤的高危因素；②缺乏柔韧性、灵活性；③腘绳肌的肌肉力量差；④肌肉疲劳；⑤不同腘绳肌之间或腘绳肌与股四头肌之间力量不均衡；⑥人种：黑种人更易发生腘绳肌损伤。

【临床表现】

腘绳肌损伤以男性多见，急性损伤主要表现为尖锐的刺痛，慢性损伤则为隐隐钝痛，疼痛均在坐位时明显。体格检查时，可有坐骨结节区触痛，并可在腘绳肌撕裂处出现瘀伤或触及缺损。

【影像学表现】

1. X线片和CT　大部分腘绳肌损伤X线检查无异常改变；部分可见骨突处撕脱；慢性损伤偶尔可见肌腱骨化。

2. MRI　是显示腘绳肌损伤最佳的影像学检查方法。

（1）损伤部位：腘绳肌损伤多发生在肌腱附着处及肌肉-肌腱连接处；股二头肌损伤最为常见，且长头多于短头。

（2）肌肉拉伤：同其他肌肉拉伤，详见本章第一节（图3-6-1和图3-6-2）。

（3）肌腱撕裂：分为部分撕裂和完全撕裂，前者表现为部分纤维中断，缺损区被液性信号填充，邻近组织积液或水肿（图3-6-2）；完全撕裂表现为局部肌腱断裂，断端回缩。

（4）肌腱病：肌腱附着端增粗、T_2WI信号增高，可伴部分撕裂；常伴坐骨结节滑囊炎。

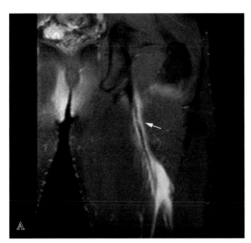
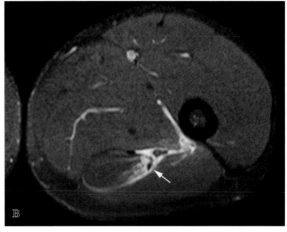

图3-6-1　腘绳肌拉伤

A、B.冠状位和横断位FS PDWI示左大腿上段水平腘绳肌肌肉-肌腱连接处拉伤（白箭），冠状位呈典型"羽毛状"外观。此外，股二头肌和半腱肌联合腱周围水肿、积液

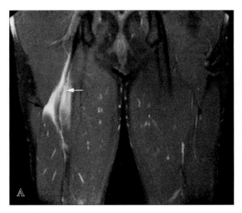
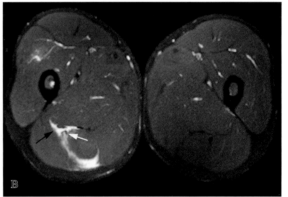

图3-6-2　腘绳肌拉伤伴肌腱部分撕裂

A、B.冠状位和横断位FS PDWI示腘绳肌肌肉-肌腱连接处Ⅱ度拉伤，肌腱部分撕裂（白箭），周围片状高信号水肿及积液（黑箭）

【治疗】

腘绳肌损伤的治疗原则同其他肌肉损伤，详见本章第一至三节的治疗部分。

（赵银霞　周　全）

第七节　累及内侧肌肉的病变

一、内收肌损伤

内收肌主要包括6块肌肉：长收肌、短收肌、大收肌、股薄肌、耻骨肌和闭孔外肌。文献报道，内收肌损伤是欧洲足球运动员第二常见的肌肉损伤（23%），仅次于腘绳肌损伤（37%），因此越来越引起人们的重视。

【病因】

运动方向的突然改变是导致内收肌损伤的常见原因，这是由于髋关节要对抗外展力而产生快速内收、导致内收肌肌腱承受过大压力引起的损伤；此外，运动量的突然改变也是原因之一，如短跑时突然加速等。因此，本病常见于运动员，英式足球、冰球等运动最容易发生损伤，其他常见引起损伤的运动项目包括：橄榄球、篮球、网球、花样滑冰、棒球、骑马、空手道和垒球等。损伤的危险因素包括：①既往髋部或腹股沟损伤；②年龄；③内收肌薄弱；④肌肉疲劳；⑤活动范围的减少；⑥内收肌肌群伸展不足；⑦生物力学异常，如双下肢不等长等。

【临床表现】

临床上长收肌损伤最常见，占内收肌损伤的62%～90%，其次是耻骨肌、短收肌和股薄肌。急性损伤患者一般表现为在特定运动中突然出现疼痛，腹股沟区或内侧大腿疼痛剧烈，并随运动加重。肌腱病则表现为受累区的酸痛。体格检查时，中到重度损伤可观察到瘀伤和肿胀，有局部压痛，且患者会出现髋关节内收阻抗或被动拉伸疼痛，进而出现内收肌力量的下降。

【影像学表现】

MRI是显示内收肌损伤最佳的影像学检查方法。

1.损伤部位 肌肉-肌腱连接处是最易受损的部位。

2.肌肉拉伤 同其他肌肉拉伤，详见本章第一节（图3-7-1和图3-7-2）。

3.其他 肌腱部分或完全撕裂；肌腱病；有时可见撕脱骨折；若伴有耻骨骨炎，可表现为耻骨骨髓水肿，耻骨联合软骨下骨囊变、硬化和边缘骨赘形成等。

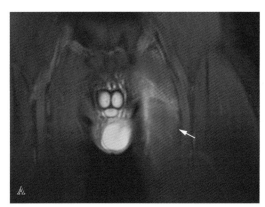
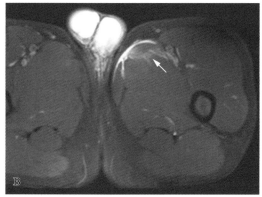

图3-7-1 长收肌拉伤（1）

A、B.冠状位和横断位FS PDWI示左侧长收肌拉伤，呈"羽毛状"高信号（白箭），亦见前方筋膜下积液

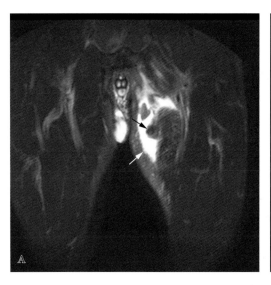
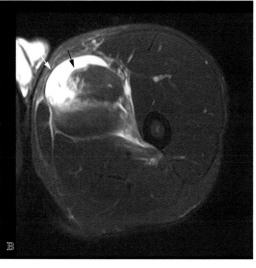

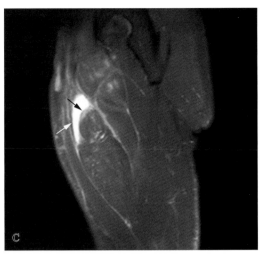
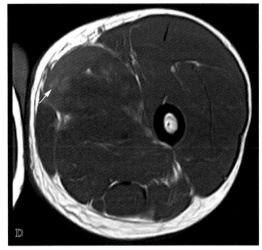

图3-7-2 长收肌拉伤（2）

A～C.冠状位、横断位和矢状位FS PDWI示左侧长收肌局部断裂，断缘回缩（黑箭），间隙处填充液性信号（白箭）；D.横断位T₁WI示断裂间隙内含斑片状高信号灶（白箭），提示为新鲜出血

【治疗】

内收肌损伤的治疗原则同其他肌肉损伤，详见本章第一至三节的治疗部分。

二、运动性耻骨痛

运动性耻骨痛（athletic pubalgia）是一种运动相关性下腹和腹股沟区疼痛，常见于运动员，因发病机制涉及多种与耻骨联合相关的核心肌组合，其诊断具有挑战性。

【病因】

运动性耻骨痛的病因有很多，主要是指腹直肌-内收肌腱膜或中线耻骨板（前中线组织，由腱膜、耻骨前韧带和耻骨骨膜组成）的损伤。其他危险因素包括：①反复屈伸腰部的体育运动；②耻骨联合处反复应力作用；③妊娠、生育；④患有耻骨炎的运动员；⑤股骨髋臼撞击综合征。

【临床表现】

运动性耻骨痛常见于从事高频变速急转项目的男性运动员，如橄榄球、网球、冰球和足球等。患者主诉逐渐加重的下腹部和前内侧腹股沟区运动相关性疼痛，休息通常可以缓解，踢腿、打喷嚏、腹部核心练习（如仰卧起坐）、突然移动等动作会使症状加重。这种疼痛有时可以放射到大腿甚至睾丸，使患者很难明确具体位置。体格检查时，耻骨结节、联合腱和腹股沟区域可有压痛。

【影像学表现】

X线片和CT检查主要用来排除其他引发腹股沟区疼痛的疾病，如骨盆撕脱骨折、应力性骨折、髋关节退行性病变及潜在的股骨髋臼撞击综合征等。有时可见耻骨骨炎的征象。

MRI是显示运动性耻骨痛最佳的影像学检查方法，主要表现为如下。

1.腹直肌-内收肌腱膜撕裂 是运动性耻骨痛的直接征象，通常发生在耻骨联合外侧1～2cm处，损伤的腱膜形态不规则伴水肿、积液。间接征象：在耻骨肌肌腱附着处附近，腹直肌的水肿或萎缩也提示腱膜损伤的可能。伴随征象：局部可有耻骨骨髓信号异常并可延伸到腹直肌-内收肌腱膜附着处。

2.继发性裂隙征 是运动性耻骨痛另一典型征象。可单侧或双侧，但通常位于疼痛腹股沟一侧。冠状位显示佳，呈线状液性信号，位于耻骨联合内下方内收肌和股薄肌附着点区，提示肌腱存在微小撕裂。该裂隙与耻骨联合纤维软骨盘的生理性裂隙相连，提示纤维软骨盘撕裂可能。

3.腹直肌远端内侧附着点的剥离 有时可见。如果是双侧的，则可能跨越耻骨联合前下方的中线，称为腱膜/耻骨板损伤。

4.肌腱的直接断裂 有时可见。以长收肌多见；也可见肌腱病、肌肉-肌腱连接处水肿等征象。

5.增强MR 耻骨前部和内收肌起点可有异常增强，与腹股沟痛相关。

【治疗】

1.非手术治疗　包括休息、局部注射皮质类固醇等。同时，应着重于核心肌的锻炼和稳定，使髋部和骨盆肌肉间的动态关系正常化，但过程中应避免尝试改善运动范围等引起的疼痛。

2.手术治疗　当非手术治疗失败且运动员遭受持续疼痛时，则应考虑手术治疗，旨在修复损伤的部位并稳定前骨盆，相关手术方式很多，如骨盆底修复术等。

（赵银霞　周　全）

第八节　其他病变

一、弹响髋综合征

弹响髋综合征（snapping hip syndrome）又称弹响髋、痛性弹响，是指髋关节在活动时出现弹动感觉并发出声响为主要表现的疾病。

【病因】

弹响髋综合征通常合并解剖变异和髋关节过度使用病史。一般来说，弹响髋综合征常因髋关节过度运动、髂胫束或髂腰肌紧张或放松不足引起。创伤如臀大肌肌内注射、外科手术等引起相应肌肉纤维化，可能促进弹响髋的发展。弹响髋的易感因素还包括一些解剖变异，如股骨颈干角变小、股骨大转子突出、双侧髂骨间宽度减小等。有部分病例尚无法找到特定病因者称为特发性弹响髋。

弹响髋综合征分为关节外弹响髋和关节内弹响髋，前者又可分为外侧型弹响髋和内侧型弹响髋。下面将分别讲述这几种类型弹响髋的发病机制。

1.外侧型弹响髋　髂胫束或臀大肌长期劳损或外伤后，受累组织充血水肿和无菌性炎症反应，引起肌肉（腱）纤维化，从而导致髂胫束或臀大肌肌腱部前缘增厚。当髋关节从屈曲位伸展时，髂胫束近端或臀大肌前部在股骨大转子处受阻增厚，随后肌腱弹动并发出声响。

2.内侧型弹响髋　髂耻隆起和髂前下棘大部分被髂肌和腰肌肌腹覆盖，髂耻隆起是髂腰肌最主要的内侧限制结构，髂前下棘则是其主要的外侧限制结构，髋关节屈曲、外旋位伸展时，髂腰肌肌腱在髂耻隆起与髂前下棘的沟槽间滑移并引起弹响。有研究显示股骨小转子前内侧可有骨性小突起，当髂腰肌肌腱在此骨嵴上滑移时可产生弹响。其他原因还包括髂腰肌肌腱在炎性增厚的髂腰肌滑囊滑动时可能会产生弹响，增厚的髂股韧带与股骨头摩擦也可能会产生弹响。

3.关节内弹响髋　随着对关节内病变认识的不断提高，"关节内弹响"这个术语使用相对较少。任何退行性变导致关节内结构不正常运动都可以引起髋关节弹响。关节内弹响的常见病因有关节内游离体、滑膜软骨瘤病、髋臼上盂唇撕裂、骨折碎片和滑膜折叠等。

【临床表现】

弹响髋综合征发病率为5%～10%，多见于青年，典型的受累群体为进行髋关节反复极限运动的人，包括芭蕾舞者、举重运动员、足球运动员和跑步者，女性的发病率略高于男性，常双侧发病，可进展到走一步响一声的程度，但一般无疼痛，若合并滑囊炎或关节内的因素可引起疼痛症状。通过病史和体格检查一般可以诊断该病，如髂胫束挛缩试验阳性。

【影像学表现】

在国外，弹响髋综合征的影像学检查方法首选超声，动态超声尤佳，MRI是次要选择，但我国则常把MRI作为首选的检查方法；增强MRI可以显示受累肌腱腱周组织强化以帮助诊断。X线片或CT检查通常对诊断帮助不大，但常用来排除解剖变异、髋关节发育不良等改变。

1.外侧型弹响髋

（1）超声：大多数病例动态超声可以诊断。普通超声可发现肿胀的髂胫束或增厚的滑囊，动态超声可实时显示在髋关节动态屈伸过程中受累肌腱的突然弹动。表现为髂胫束在髋关节屈曲恢复伸展姿势时，其在股骨大转子水平突然停滞并增厚，随后出现弹响的全过程。多普勒超声则可以显示肌腱、关节囊、肌肉及滑囊的充血。

（2）MRI：T_1WI可见髂胫束近端或臀大肌前份增厚，信号正常或减低；股骨大粗隆旁肌肉（腱）T_2WI呈高信号，可伴发股骨大转子滑囊炎，表现为股骨大转子滑囊积液；增强扫描可见髂胫束近端及其周围软组织强化（图3-8-1）。

外侧型弹响髋在X线片和CT上一般无明确异常改变，有时可发现髋关节一些解剖变异如股骨颈干角过小、髋关节发育不良及股骨大转子骨软骨瘤等病变。

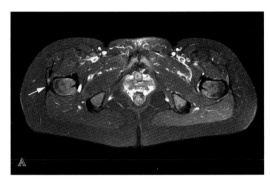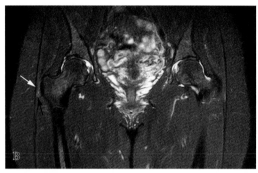

图3-8-1 外侧型弹响髋

A.横断位FS T_2WI示左股骨大转子滑囊炎（白箭）B.冠状位FS T_2WI示髂胫束局部轻度增厚（白箭），提示外侧型弹性髋的可能

2.内侧型弹响髋 MRI表现为髂腰肌滑囊炎；此外可见髂腰肌增厚，髂腰肌肌腱及周围组织T_2WI信号增高；增强扫描可见髂腰肌肌腱及周围组织强化。

内侧型弹响髋在X线片和CT上一般无明确异常改变，有时可发现股骨小转子前内侧骨性小突起或者股骨小转子骨软骨瘤等异常改变。

3.关节内型弹响髋 在X线片和CT上可见到髋关节骨性关节炎或游离体改变。MRI上根据病因不同可有不同的发现，如髋臼上盂唇撕裂、股骨头圆韧带损伤、滑膜折叠等改变。

【治疗】

如果弹响髋综合征无疼痛，不影响正常活动，可以不用治疗。如果有轻度疼痛，或对弹响十分焦虑、有精神负担，可采用休息、制动、冰敷或用镇痛药物进行治疗。有时，也可用皮质类固醇激素注射到病痛部位以减轻炎症。如弹响髋综合征症状严重，经过休息、用药等非手术治疗无效，可以行手术治疗。

二、Morel-Lavallée Lesion

闭合性软组织潜行脱套伤（Morel-Lavallée Lesion，MLL）是外伤性皮下脂肪组织层与肌肉表面深筋膜的闭合性脱套伤，在肌筋膜-皮下形成的聚集血液、淋巴液及坏死脂肪的囊性占位，最早由法国医生Morel-Lavallée于1863年提出。

【病因】

MLL的形成主要与外伤性剪切力有关，后者作用于身体局部，使皮下脂肪组织与深筋膜快速分离并形成潜在腔隙，同时该区域的血管、神经和淋巴管受损，腔隙内充满血液、淋巴液、组织碎片、脂肪成分（液化）等混合物，病变后期可被肉芽组织包裹，形成假瘤样改变。

骨盆及髋部区域的MLL常发生在股骨大转子、髂骨翼等骨性突起周围，其中股骨大转子旁最为常见，这是由于该区域的表浅筋膜和脂肪组织相对于牢固附着的髂胫束而言，活动度较大，两者在剪切力作用下易于剥脱并形成潜在间隙，从而聚集血液、淋巴液及坏死脂肪。

【临床表现】

MLL常发生在创伤后数小时到数天之间，但也有1/3患者在创伤后数月甚至数年后出现。MLL多为孤立性病变，亦可合并骨折；单侧常见，亦可双侧发生。临床表现为肿胀、疼痛、僵硬、感觉神经减退；皮肤坏死可急性或延迟发生。体格检查时患处皮肤淤青，甚至可见皮肤移位引起的畸形。

【分类和分级】

Mellado 和 Bencardino 根据 MLL 内容物、有无包膜、MRI 形态和信号特点将 MLL 分为 6 型（表 3-8-1）。

表 3-8-1　MLL 的 MRI 影像分型

分型	内容物	T_1WI 信号	T_2WI 信号	包膜	形状	强化
Ⅰ 型	血清样	低	高	偶有	层状	无强化
Ⅱ 型	亚急性期血肿	高	高	厚	椭圆形	各种形式的强化
Ⅲ 型	慢性期血肿	等	混杂	厚	椭圆形	内部或边缘强化
Ⅳ 型	闭合性撕裂伤	低	高	无	线状	各种形式的强化
Ⅴ 型	类圆形假结节	多种信号	多种信号	厚或薄	圆形	内部或边缘强化
Ⅵ 型	合并感染 ± 窦道	多种信号	多种信号	厚	多变	内部或边缘强化

【影像学表现】

超声、CT 和 MRI 等多种成像方法均可用于 MLL 的诊断。

1. 超声检查　是一种方便快捷、经济安全的成像方法，但 MLL 的超声表现多样，诊断取决于病史和部位，其主要作用在于引导 MLL 的经皮穿刺引流。急性期常边界不清，皮下脂肪和深筋膜间软组织内回声不均匀，可无回声、低回声或高回声混杂；慢性期其内部回声较均匀，病灶常有假包膜形成，故边界较清楚，多普勒超声可显示病灶纤维包膜内血流信号。

2. CT 表现　MLL 位于皮下脂肪组织与深筋膜间，内部密度混杂，但通常低于单纯血肿，平均为 15 ～ 40HU；内部脂肪密度小滴是特征性征象，可以帮助诊断；血液与淋巴液的沉积可形成液 - 液平面。

3. MRI 表现（图 3-8-2）　MRI 是评估 MLL 最佳的影像学检查方法，分型不同，其内容物、包膜、MRI 形态和信号特点也各不相同，详见表 3-8-1。病灶内局灶脂肪信号的出现较具有诊断价值。此外，

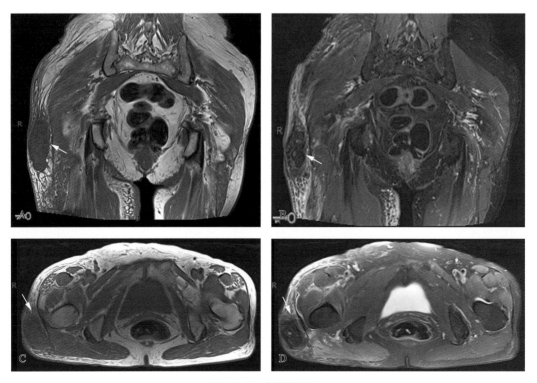

图 3-8-2　右髋部 MLL

A、C. 冠状位和横断位 T_1WI；B、D. 冠状位和横断位 FS T_2WI。右髋部后外侧皮下 - 肌筋膜间可见椭圆形异常信号灶（箭头），T_1WI 呈等信号，FS T_2WI 主要呈低信号，内有少许小片状高信号，周围脂肪和肌肉组织水肿，边缘模糊

MLL内部可见到液-液平面或分隔；病变急性期常伴有周围软组织水肿；病变的包膜在各序列上均呈低信号。

【治疗】

MLL的非手术治疗主要针对急性、积液少的小病灶，通常包括加压包扎、经皮穿刺引流、注射多西环素等硬化剂。如果病变经非手术治疗后未自发吸收、消退或出现感染征象，则应采取开放清创手术治疗。

三、迟发性肌肉酸痛

迟发性肌肉酸痛（delayed onset muscle soreness，DOMS）指机体在进行大运动量或不习惯的离心运动后，参与运动的肌肉在一段时间内表现出的一种延迟性酸痛。

【病因】

在过去的几十年里，人们提出了许多假说来解释DOMS的病因。尽管DOMS的确切病理生理途径尚不清楚，但目前认为其主要机制与离心运动和（或）不习惯的运动引起的骨骼肌纤维的超微结构损伤有关。肌纤维损伤后导致蛋白质进一步降解、细胞凋亡和局部炎症反应，组胺及前列腺素等炎症介质的释放引发疼痛感觉。

【临床表现】

DOMS常见的临床症状包括肌肉收缩力减弱和肌肉酸痛（主要为钝痛），常伴压痛和僵硬。轻者症状可随适度的活动而消退，重者可因疼痛导致某些运动受限。典型的临床症状开始于运动后12～24小时，之后逐渐增加，并在损伤后24～72小时达到疼痛峰值，随后症状减轻，直到5～7天后消失。

【影像学表现】

MRI是显示DOMS首选的影像学检查方法，表现为液体敏感序列上一块或多块肌肉弥漫或斑片状高信号灶（图3-8-3和图3-8-4），这不仅与肌内液体积聚有关，也与DOMS时肌肉超微结构损伤的程度有很高的相关性。研究表明，T_2WI信号强度的变化峰值约是在离心运动3天后，所以通常在运动后24～72小时进行MRI检查，可以对DOMS病变进行准确评估。此外，T_2 mapping可用于肌内水肿的定量评估。需要注意的是DOMS不会合并肌肉或肌腱的撕裂。

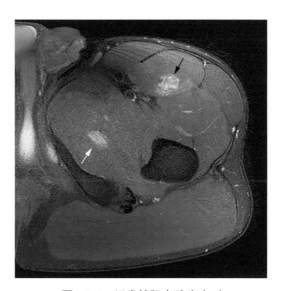

图3-8-3 迟发性肌肉酸痛（1）

足球运动员运动后24小时出现左髋部疼痛，横断位FS T_2WI示左侧股直肌（黑箭）和大收肌（白箭）内斑片状高信号灶

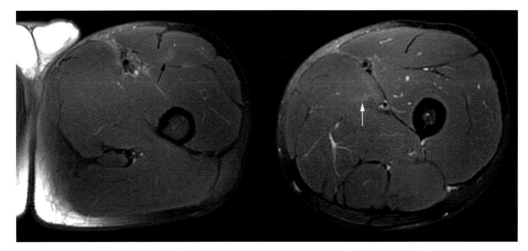

图3-8-4 迟发性肌肉酸痛（2）

足球运动员运动后48小时出现左髋部疼痛，横断位FS T₂WI示左侧股直肌（黑箭）和股内侧肌（白箭）内见小片状略高信号灶

【治疗】

大运动量或不习惯的离心运动后，立即用冰袋冷敷相关肌肉10～15分钟；运动后2小时内摄入适量糖类有利于恢复肌糖原水平；运动后48小时对相关肌肉热敷，有助于损伤的肌肉微细结构愈合。通过上述方法，一般人肌肉酸痛的症状都会消失。

（管雪琴 周 全）

参 考 文 献

[1] 曾辉，祁吉，2006. 肌肉损伤的磁共振诊断及其进展 [J]. 国外医学（临床放射学分册），29（3）：187-190.

[2] 崔运能，李绍林，卢雄光，等，2015. 男性职业足球运动员急性大腿肌肉拉伤的磁共振成像表现 [J]. 实用放射学杂志，（7）：1152-1154，1158.

[3] 邓亚娟，冉艮龙，叶伦，等，2015. 大腿肌肉损伤的MRI诊断 [J]. 西南国防医药，25（11）：1222-1224.

[4] 高元桂，张爱莲，程流泉，2013. 肌肉骨骼磁共振成像诊断 [M]. 北京：人民军医出版社.

[5] 胡杏珍，徐雷鸣，2016. Morel-Lavallée＋损伤：磁共振影像诊断 [J]. 实用放射学杂志，32（8）：1305-1307.

[6] 金玉梅，王叶武，李艳丽，2016. 局限性骨化性肌炎CT、MRI表现与相应病理分析 [J]. 实用医学杂志，32（24）：4073-4076.

[7] 孔含静，高飞，吴钧杰，等，2018. 运动损伤的医学成像研究进展 [J]. 北京体育大学学报，41（4）：61-74.

[8] 李江红，刘艳，孙莉，等，2009. 运动性软组织损伤的MR表现 [J]. 实用放射学杂志，25（4）：536-538.

[9] 李江红，杨进军，刘艳，等，2009. 腓肠肌运动性损伤的MR影像诊断及临床意义 [J]. 临床放射学杂志，28（5）：680-683.

[10] 李树林，柳健，秦耀维，2013. 髂腰肌损伤与椎间盘源性腰痛相关性临床研究 [A]. 中国中西医结合学会. 第三届全国中西医结合骨科微创学术交流会论文汇编 [C]. 中国中西医结合学会：中国中西医结合学会：3.

[11] 周林，章岚，2018. 足球运动员腘绳肌损伤研究进展 [J]. 中国运动医学杂志，37（12）：1038-1044.

[12] Andronic O, Nakano N, Daivajna S, et al, 2019. Non-arthroplasty iliopsoas impingement in athletes：a narrative literature review [J]. HIP International, 29（5）：460-467.

[13] Azizi H F, Lee S W, Oh-Park M, 2015. Ultrasonography of snapping hip syndrome [J]. American journal of physical medicine & rehabilitation, 94（1）：e10-e11.

[14] Blankenbaker D G, Tuite M J, Keene J S, et al, 2012. Labral injuries due to iliopsoas impingement：can they be diagnosed on MR arthrography? [J]. AJR. American journal of roentgenology, 199（4）：894-900.

[15] Decker G, Hunt D, 2019. Proximal Iliotibial Band Syndrome in a Runner：A Case Report [J]. PM&R, 11（2）：206-209.

[16] Diduch D R,，Brunt L M, 2014. Sports Hernia and Athletic Pubalgia：Diagnosis and Treatment [M]. Berlin：Springer Science & Business Media. Badowski E, 2018. Snapping hip syndrome [J]. Orthopaedic Nursing, 37（6）：

357-360.

［17］Diviti S，Gupta N，Hooda K，et al，2017. Morel-Lavallee Lesions-Review of Pathophysiology，Clinical Findings，Imaging Findings and Management［J］. Journal of clinical and diagnostic research：JCDR，11（4）：01-04.

［18］Domb B G，Shindle M K，McArthur B，et al，2011. Iliopsoas impingement：a newly identified cause of labral pathology in the hip［J］. HSS Journal，7（2）：145-150.

［19］Falótico G G，Yanagishita C M A，Wever A A N，et al，2013. Proximal iliotibial band syndrome：case report［J］. Revista brasileira de ortopedia，48（4）：374-376.

［20］Flato R，Passanante G J，Skalski M R，et al，2017. The iliotibial tract：imaging，anatomy，injuries，and other pathology［J］. Skeletal Radiology，46（5）：605-622.

［21］Flores D V，Mejía Gómez C，Estrada-Castrillón M，et al，2018. MR Imaging of Muscle Trauma：Anatomy，Biomechanics，Pathophysiology，and Imaging Appearance［J］. Radiographics：a review publication of the Radiological Society of North America，38（1）：124-148.

［22］Green B，Pizzari T，2017. Calf muscle strain injuries in sport：a systematic review of risk factors for injury［J］. British journal of sports medicine，51（6）：1189-1194.

［23］Hegazi T M，Belair J A，McCarthy E J，et al，2016. Sports Injuries about the Hip：What the Radiologist Should Know［J］. Radiographics：a review publication of the Radiological Society of North America，36（6）：1717-1745.

［24］James R. B，Christopher C. K，2014. Hamstring and quadriceps injuries in athletes［M］. New York：Springer.

［25］Kassarjian A，Rodrigo R M，Santisteban J M，2012. Current concepts in MRI of rectus femoris musculotendinous（myotendinous）and myofascial injuries in elite athletes［J］. European Journal of Radiology，81（12）：3763-3771.

［26］Khoury A N，Brooke K，Helal A，et al，2018. Proximal iliotibial band thickness as a cause for recalcitrant greater trochanteric pain syndrome［J］. Journal of hip preservation surgery，5（3）：296-300.

［27］Kiel J，Kaiser K. Adductor Strain. In：StatPearls. Treasure Island［DB/OL］：StatPearls Publishing［2020-7-24］.

［28］Kirchgesner T，Tamigneaux C，Acid S，et al，2019. Fasciae of the musculoskeletal system：MRI findings in trauma，infection and neoplastic diseases［J］. Insights into Imaging，10（1）：47.

［29］Lachiewicz P F，2011. Abductor tendon tears of the hip：evaluation and management［J］. Journal of the American Academy of Orthopaedic Surgeons，19（7）：385-391.

［30］Liu W，Wang D，Ouyang H，et al，2019. Ultrasound Assessment of Muscle Injury Associated with Closed Limb Fracture［J］. BioMed research international，2019：9365291.

［31］Marcaccio S E，Babu J M，Shah K，et al，2018. Diagnosis and Management of Hip Abductor Insufficiency［J］. Rhode Island medical journal（2013），101（10）：46-50.

［32］McLean K，Popovic S，2017. Morel-Lavallée Lesion：AIRP Best Cases in Radiologic-Pathologic Correlation［J］. Radiographics，37（1）：190-196.

［33］Mellado J M，Bencardino J T，2005. Morel-lavallée lesion：Review with emphasis on MR imaging［J］. Magnetic Resonance Imaging Clinics of North America，13（4）：775-782.

［34］Nicholas S J，Tyler T F，2002. Adductor Muscle Strains in Sport［J］. Sports Medicine（Auckland，N.Z.），32（5）：339-344.

［35］Parra J A，Fernandez M A，Encinas B，et al，1997. Morel-lavallée effusions in the thigh［J］. Skeletal Radiology，26（4）：239-241.

［36］Pesquer L，Poussange N，Sonnery-Cottet B，et al，2016. Imaging of rectus femoris proximal tendinopathies［J］. Skeletal radiology，45（7）：889-897.

［37］Pollock N，James S L J，Lee J C，et al，2014. British Athletics Muscle Injury Classification：a new grading system［J］. British journal of sports medicine，48（18）：1347-1351.

［38］Saranelo A M，Davanço R A，2005. Pseudocyst formation after abdominal liposuction-extravasations of morel-lavallée on MR images［J］. British Journal of Plastic Surgery，58（6）：849-851.

［39］Schaberg J E，1984. The snapping hip syndrome［J］. The American Journal of Sports Medicine，12（5）：361-365.

［40］Sher I，Umans H，Downie S A，et al，2011. Proximal iliotibial band syndrome：what is it and where is it?［J］. Skeletal Radiology，40（12）：1553-1556.

［41］Sonin A，Manaster B J，Andrews C L 等，2018. 创伤性骨肌诊断影像学［M］. 赵斌，林祥涛，译. 山东：山东科学技术出版社.

［42］Steinbach L S，Fleckenstein J L，Mink J H，1994. Magnetic resonance imaging of muscle injuries［J］. Orthopedics，17（11）：991-999.

［43］Tokutake G，Kuramochi R，Murata Y，et al，2018．The Risk Factors of Hamstring Strain Injury Induced by High-Speed Running［J］．Journal of sports science & medicine，17（4）：650-655．

［44］Verrall G M，Slavotinek J P，Barnes P G，et al，2006．Assessment of physical examination and magnetic resonance imaging findings of hamstring injury as predictors for recurrent injury［J］．The Journal of orthopaedic and sports physical therapy，36（4）：215-224．

第4章

滑囊病变

滑囊是一种存在少量滑液的潜在的裂隙状囊腔，内衬有滑膜细胞，外层为薄而致密纤维结缔组织，主要位于肌肉/肌腱和骨骼之间发生摩擦的地方，以减少摩擦、缓冲压迫，起到一种类似于滚动轴承样的作用。由于解剖位置不同，髋关节周围滑囊主要包括髂腰肌滑囊、股骨大粗隆滑囊及坐骨结节滑囊。

滑囊炎是指滑囊的急性或慢性炎症，常伴随滑囊的异常扩张、积液。通常与以下一种或多种因素相关，如直接损伤或外伤；长期、反复、持续的摩擦及压迫；关节使用过度或剧烈运动；晶体沉积性疾病，如长期慢性痛风石性关节炎；关节炎，如类风湿关节炎或脊柱关节炎。此外，感染性病灶，如穿透性损伤、微创伤（最常见）或血行播散（不常见）所带的致病菌可引起化脓性滑囊炎。

第一节　股骨大粗隆滑囊炎

股骨大粗隆滑囊为人体的恒定滑囊，位于臀大肌肌腱与股骨大粗隆的后外侧骨面之间，主要作用为减轻肌腱与骨的摩擦。股骨大粗隆滑囊炎（trochanteric bursitis）又称大粗隆疼痛综合征（greater trochanteric pain syndrome，GTPS），是成人外侧髋关节疼痛最常见的原因之一。原发性大粗隆滑囊炎非常罕见，常作为继发性改变而存在。通常是由于臀中肌或臀小肌肌腱病变引起，并伴有大粗隆滑囊炎作为继发或相关临床表现。大粗隆与周围组织类似于肱骨大结节与肩袖结构，与肌腱附着点病变的形成原理有相似之处。

【病因】

确切病因尚不清楚，目前认为主要是由于股骨大粗隆向外突出且表面粗糙，与臀大肌等肌腱反复摩擦或该处直接受到外力撞击、压迫，使滑囊反复受到刺激而致滑囊闭锁，引起滑膜充血、水肿、浆液性渗出、滑囊扩大而形成滑囊炎。主要病因包括：反复屈膝屈髋运动引起肌肉、肌腱与大粗隆之间的反复摩擦，臀中肌、臀小肌肌腱病/撕裂，股骨大粗隆周围的外展肌、回旋肌、臀大肌、臀小肌等结构紊乱等。相关风险因素主要包括女性、肥胖、膝盖痛、下腰痛。其他危险因素包括脊柱侧弯、双下肢不等长、足底筋膜炎、跟腱病、踇趾外翻、Morton瘤等。任何髋关节外部反复运动摩擦或导致步态异常的情况都可能引起大粗隆滑囊区的压力改变，都可以导致相应肌肉肌腱的劳损及炎症，继发出现滑囊炎症。

【临床表现】

在普通人群中常发生于50岁左右的中年人，女性多见。在运动员人群中，常见于举重、田径、自行车运动，多由运动训练过程中臀大肌与股骨大粗隆长期反复的互相摩擦而发生。患者往往在侧躺、行走时髋关节伸展状态下引发疼痛，严重时可出现弹响。屈髋屈膝或下蹲时也可以引发症状，疼痛主要位于髋关节外侧，定位相对比较准确且固定，疼痛性质主要表现为酸痛或刺痛，关节活动范围扩大时疼痛加剧。病变位置比较深在，不容易触及包块，积液较多时可表现为局部隆起、后方生理凹陷消失，很少伴有可见的皮肤肿胀或红斑，继发感染时可出现局部红肿热痛及发热、白细胞增多等。

【影像学表现】

1. X线　常规骨盆前后位平片需排除并发髋关节骨关节炎、髋关节撞击、骨坏死、股骨颈骨折等所造成的损伤，大部分X线表现为阴性，少数患者X线上可见大粗隆的轮廓不规则，或肌腱附着处骨质硬化等。

2. CT　主要表现为股骨大粗隆旁囊性液性密度占位，边界清楚，内部密度均匀，可单房或多房，增强扫描囊壁大多无强化或轻度均匀强化；所示骨质无破坏。慢性病程者，肌腱附着处邻近骨质可以出现骨质密度增高、边缘毛糙等骨质改变。CT检查对排除骨来源的病变能提供较为全面的影像信息。

3. MRI　是该病最佳影像学检查方法，特别是长T_2压脂序列尤为敏感（图4-1-1）。T_1WI病灶主要表现为低信号，合并出血时表现为高信号；T_2WI或PDWI序列表现为在典型的滑囊部位高信号，当内部出现低信号常提示有出血的复杂性滑囊炎；由于慢性运动损伤、摩擦及外伤可见滑囊增厚，增强扫描可见囊性病灶边缘及内部分隔强化；周围炎症累及的软组织亦可以呈长T_2信号及强化。除常规滑膜炎影像改变外，该病变MRI检查还可见大粗隆周围肌腱变性、肌腱部分和完整的断裂、肌肉萎缩、脂肪替代、骨质改变（骨髓水肿等）。长T_2压脂序列上，STIR技术对磁场的均匀度要求较低，大FOV扫描也可以取得较好的压脂效果，双侧的大粗隆滑囊炎时可选择T_2/PDW-STIR压脂扫描。

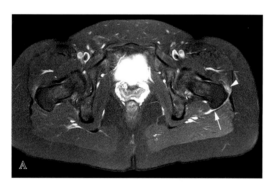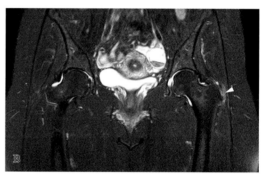

图4-1-1　左侧股骨大粗隆滑囊炎

A.显示股骨大粗隆与臀大肌之间可见滑囊少量积液（白箭）；B.显示病变肌腱附着周围炎症，呈T_2压脂稍高信号（三角形）

【鉴别诊断】

鉴别诊断主要包括临床表现为髋关节外侧疼痛的疾病。

1.髋关节撞击综合征　常见于中青年患者，指由于股骨头和（或）髋臼边缘在髋关节屈曲时异常接触或碰撞而引起的髋关节疼痛，其主要特征包括髋部屈曲、内收及内转时髋关节疼痛明显，影像学可发现股骨近端和（或）髋臼形态学的异常，可与之鉴别。

2.髋关节周围骨化性肌炎　常发生于有外伤病史的患者，患者常表现为髋关节周围疼痛，影像学可发现软组织内骨化或不规则钙盐沉积。影像学表现与病史结合可以较好鉴别。

【治疗】

治疗的主要目标是减少下肢负重及大转子压力，增强髋关节周围肌肉力量，治疗合并症。大多数GTPS病例可以通过减轻体重、非甾体抗炎药（NSAID）、针对性物理治疗、负荷调节和生物力学优化而得到有效缓解。顽固性病例注射皮质类固醇激素治疗可能有效，可辅以冲击波及超声治疗。各种非手术治疗方法均失败且功能预后良好者需进行必要的外科手术干预。

第二节　髂腰肌滑囊炎

髂腰肌滑囊是人体最大的滑囊，存在于98%的成年人，在髂腰肌活动时起缓冲作用，并方便肌肉收缩。髂腰肌滑囊位于髋关节囊前表面（也是关节囊最薄的部分）至髂腰肌肌腱远端，部分可延伸至髂腰肌肌腱内，10%～15%的髂腰肌滑囊由于耻骨股骨韧带和髂股韧带之间间隙的存在，使得该滑囊与髋关节相交通。正常情况下髂腰肌滑囊是萎陷的，仅含少量滑液，影像学检查不易显示，当受到过度摩擦或压迫时滑囊壁发生炎症反应，造成滑膜水肿、充血、增厚或纤维化，滑液增多，即形成髂腰肌滑囊炎（iliopsoas bursitis），又称髂耻滑囊炎（iliopectineal bursitis）。

【病因】

髂腰肌滑囊炎的确切病因尚不明确，目前主要认为髋关节囊与髂腰肌滑囊相通，该病可能与髋关节的反复创伤或运动有关。还有学者认为腰大肌屈曲动作会使髂腰肌滑囊产生刺激，重复上述动作，易造成髂腰肌滑囊损伤，如过度下肢运动、投掷、标枪、芭蕾可导致髂腰肌滑囊炎。虽然并不常见，滑膜软骨瘤病和股骨头缺血性坏死也被报道为髂腰肌滑囊炎的原因。

【临床表现】

临床上患者以前髋部及腹股沟疼痛为主要表现，并可放射至大腿前侧，这种疼痛在髋关节伸展时加重，屈曲和外旋时疼痛减轻，患者常表现出"婴儿步伐"，尽量避免外展患肢以减轻疼痛。专科查体中可见跛行，腹股沟区域压痛，髋关节前、内侧压痛，下肢外展受限，"4"字试验阳性，臀中肌压痛，大腿前侧出现感觉减退，病灶较大时可触及腹股沟或腹部肿块。症状取决于扩张滑囊的大小、占位效应和与周围结构的解剖关系（邻近的股静脉或神经受压）。

【影像学表现】

1. X线　通常无特征性表现。

2. CT　髂腰肌滑囊扩张，表现为囊性、边界清晰的低密度肿块，增强CT扫描可见囊壁轻度强化，此外，还可显示与邻近血管的关系。

3. MRI　对病灶显示敏感，可表现为髂腰肌肌腱旁类圆形或"腊肠样"囊性肿块，边界清晰，较大时纵轴往往平行于髂腰肌走向，增强扫描可见囊壁轻度强化，当滑囊炎较为严重时，滑囊内积液可延伸至肌腱内侧。在一些情况下，MRI关节造影或滑囊造影可见髂腰肌滑囊细颈与髋关节相连，故当病灶合并感染时，可向关节腔内进展。当囊肿内出血或出现蛋白质碎片时可使得MRI信号不均匀（图4-2-1）。

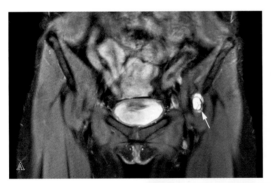
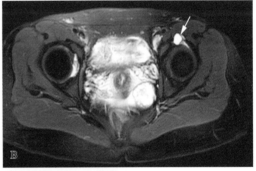
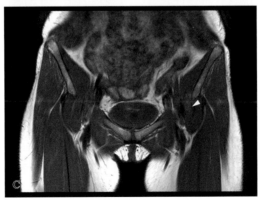

图4-2-1　左侧髂腰肌滑囊炎

A、B.显示左侧髋关节前侧髂腰肌下类圆形液性信号病灶，内可见低信号分隔（白箭）；C.显示病灶于T₁WI为稍高信号，提示囊内有一定含量的蛋白质成分（三角形）

【鉴别诊断】

髂腰肌滑囊炎是一种相对不常见的、经常被忽视的引起髋关节和骨盆周围疼痛和肿块的原因，临床上常表现为前髋关节及腹股沟疼痛。影像学通常表现为一种与髋关节相通的薄壁囊性肿块。

1.软组织肿瘤　如滑膜肉瘤、恶性纤维组织细胞瘤、黏液样脂肪肉瘤。软组织肿瘤位置通常不典型，增强扫描通常可见肿瘤内部强化，因此对于复杂滑囊炎，通常建议增强MRI检查。

2.盂唇旁囊肿　病灶可延伸至髂腰肌滑囊，与髂腰肌滑囊炎相比，盂唇旁囊肿边缘呈分叶状，且合并有髋臼盂唇撕裂。

【治疗】

非手术治疗主要包括活动改变、物理治疗、非甾体抗炎药和皮质类固醇注射。手术治疗通常在非手术治疗失败后考虑，手术治疗的目标是延长髂腰肌肌腱长度，以防止反复刺激所致的骨盆周围疼痛。

第三节　坐骨结节滑囊炎

坐骨结节滑囊位于坐骨结节与臀大肌之间，囊腔呈裂隙状，一般与关节不相通，囊腔内含有少量滑液，以增加臀大肌与坐骨结节间的润滑，促进其运动的灵活性。坐骨结节滑囊炎（ischial bursitis）通常是指滑囊反复、间歇压力或刺激引起的软组织退行性改变，晚期将形成坐骨结节囊肿。

【病因】

坐骨结节滑囊炎常发生于体质瘦弱而久坐的中老年人或以坐姿工作的劳动者，也可以发生于长期体育运动者如皮划艇运动员等。久坐者可使得坐骨结节滑囊压力增高，当滑囊受到过量的摩擦或压迫时滑囊壁发生炎症反应，造成滑膜水肿、充血、增厚或纤维化，滑液增多，即形成滑囊炎。急性坐骨结节滑囊炎较少见，一般为急性外伤所致，伤后滑囊内有急性炎症反应出现的血性或浆液渗出液。慢性坐骨结节滑囊炎较多见，病理表现为滑膜充血、水肿及绒毛状增生，囊壁增厚，并产生无菌性渗出液。据报道，坐骨结节滑囊炎与痛风、类风湿关节炎、系统性红斑狼疮、强直性脊柱炎等疾病相关，这些患者中发病较多。

【临床表现】

患者多以发现臀部坐骨结节处肿块及坐位时不适感就诊。当患者直立时，肌肉覆盖于滑囊，患者通常无症状，身体前倾或踮起足尖疼痛出现并加重；坐位时滑囊直接与皮下组织接触，患者出现疼痛，严重者可表现为坐下时出现针刺样锐痛，出现所谓"如坐针毡"的表现，疼痛可放射到大腿的后部。由于滑囊与坐骨神经相邻，当炎症累及坐骨神经时，导致患者出现坐骨神经痛的相关症状。

【影像学表现】

1. X线　对坐骨结节滑囊炎不具有特异性，部分可表现为患侧坐骨结节皮质毛糙，骨质破坏或者坐骨结节附近的钙化。

2. CT　坐骨结节与臀大肌之间或坐骨结节稍下方、臀大肌前方与半腱肌半膜肌内侧的间隙见一卵圆形或锥形囊性肿块，坐骨结节可继发骨质增生，增强扫描囊肿无明显强化，囊壁及分隔增厚，可见轻度强化。当合并出血时，囊内可见高密度影。

3. MRI　病灶通常T_1WI呈低或中等信号，T_2WI呈高信号，平扫显示囊壁边界欠清。与其他部位滑囊炎相比，坐骨结节滑囊炎内部的信号一般比其他部位滑囊炎要高。推测T_1WI信号增高是由于坐位时坐骨结节产生的剪切力导致出血所致，而长期的刺激导致反复出血，因而信号不均匀；由于囊内出血、滑膜增生及囊内分隔，增强扫描时，信号不均匀，囊肿内无强化，囊壁及分隔轻度强化且厚薄不均，其边界显示较平扫更加清晰（图4-3-1）。

【鉴别诊断】

坐骨结节滑囊炎通常发生于久坐患者，临床上常以坐骨结节处肿块就诊，CT及MRI检查可见坐骨结节与臀大肌间囊性肿块。当合并出血及感染时，病灶边界不清，病灶内密度欠均匀，需要与表皮样囊肿、血肿及间叶源性肿瘤相鉴别。

1.表皮样囊肿　与坐骨结节滑囊炎鉴别较为困难，但表皮样囊肿常见于相对年轻患者，病灶一般不与坐骨结节相连。

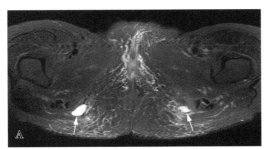
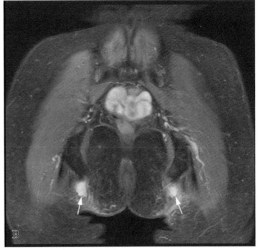
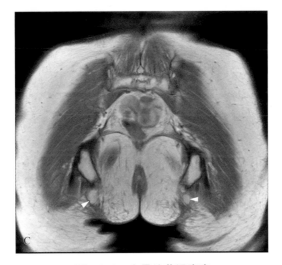

图4-3-1　坐骨结节滑囊炎

A、B.显示双侧坐骨结节滑囊扩张、积液，MRI表现为液性信号病灶，边缘清晰光滑（白箭）；C.显示病灶于T_1WI为稍高信号（三角形）

2.血肿　患者常有外伤史，病灶形态通常不规则，且无明显张力，病灶内密度较高。

3.肛周脓肿　有典型的临床病史、症状及体征，病变位置位于肛门附近，DWI呈明显高信号，ADC值明显降低，与本病较容易鉴别。

【治疗】

非手术治疗包括物理治疗、非甾体抗炎药、囊内注射皮质类固醇等。一般经非手术治疗可痊愈，但坐骨结节滑囊因解剖位置特殊而容易暴露在慢性损伤中，极易复发。对于非手术治疗无效或反复发作者应行滑囊切除术，以避免复发，达到根治目的。

（陈焱君　周　全）

参 考 文 献

［1］Anderson C N，2016. Iliopsoas：Pathology，Diagnosis，and Treatment［J］. Clinics in sports medicine，35（3）：419-433.

［2］Bird P A，Oakley S P，Shnier R，et al，2001. Prospective evaluation of magnetic resonance imaging and physical examination findings in patients with greater trochanteric pain syndrome［J］. Arthritis and rheumatism，44（9）：2138-2145.

［3］Blankenbaker D G，Ullrick S R，Davis K W，et al，2008. Correlation of MRI findings with clinical findings of trochanteric pain syndrome [J]. Skeletal Radiology, 37 (10): 903-909.

[4] Fearon A M, Scarvell J M, Neeman T, et al, 2013. Greater trochanteric pain syndrome: defining the clinical syndrome [J]. British journal of sports medicine, 47 (10): 649-653.

[5] Segal N A, Felson D T, Torner J C, et al, 2007. Greater trochanteric pain syndrome: epidemiology and associated factors [J]. Archives of Physical Medicine and Rehabilitation, 88 (8): 988-992.

[6] Silva F, Adams T, Feinstein J, et al, 2008. Trochanteric bursitis: refuting the myth of inflammation [J]. JCR: Journal of Clinical Rheumatology, 14 (2): 82-86.

[7] Skiadas V, Koutoulidis V, Plotas A, 2009. An atypical case of noninfected iliopsoas bursitis-MRI findings [J]. Journal of radiology case reports, 3 (10): 15-18.

[8] Speers C J, Bhogal G S, 2017. Greater trochanteric pain syndrome: a review of diagnosis and management in general practice [J]. The British journal of general practice: the journal of the Royal College of General Practitioners, 67 (633): 479-480.

第 5 章

髋关节及髋周撞击

第一节　髋关节撞击综合征

　　髋关节撞击综合征又称股骨髋臼撞击综合征（FAI），由瑞士医师 Ganz 等于 2003 年首次提出，是由于股骨近端和髋臼盂缘间解剖关系异常，或解剖关系正常但是受到异常外力长期作用引起两者长期异常接触，而引起髋关节活动受限、疼痛等一系列临床症状，是中青年人出现髋关节退行性骨节病的重要病因。FAI 主要表现为腹股沟区疼痛（在髋关节屈曲内旋时加重），伴有一定程度的髋关节活动受限。X 线、CT 及 MRI 是诊断 FAI 的有效检查方法。

【发病机制】

　　FAI 的发病机制目前尚未得到完全证实，一般认为是由于股骨头颈处和髋臼的异常接触引起的，这种异常接触主要是由于股骨近端和（或）髋臼的解剖学异常导致的。在髋部解剖结构正常时，髋关节过度运动也可以引起 FAI。

【临床表现】

　　1.临床症状　多好发于爱好运动的青壮年，多表现为腹股沟区疼痛，伴有髋关节的活动受限，以髋关节屈曲、内收及内旋时为著。部分患者也可出现大腿后方和外侧疼痛。运动后症状加重，疼痛多为隐痛、酸胀感及关节闪痛等。随着病情的发展，可出现臀部症状和下腰椎病变引起的疼痛症状，但疼痛很少累及小腿及足部。早期或病情比较轻的患者，步态多正常，不会出现跛行等，但是随着病情加重会出现躯干向患侧弯曲的臀中肌无力步态。

　　2.特殊检查

　　（1）前方撞击试验：当撞击发生在髋臼前外侧时多为阳性。患者仰卧位，被动屈曲髋关节至 90°时，内旋、内收髋关节，导致股骨头颈和髋臼的异常接触而产生疼痛。

　　（2）后方撞击试验：当撞击发生在髋臼后下方时多为阳性。检查时让患者仰卧在床边，患肢自由悬空于床尾外，从而使髋关节过伸，此时外旋髋关节，可以导致腹股沟深处的疼痛。

【分型】

　　按解剖部位形态学改变，FAI 可分为三型（图 5-1-1）：凸轮型撞击（cam-type）、钳夹型撞击（pincer-type）和混合型撞击（mixed-type）。

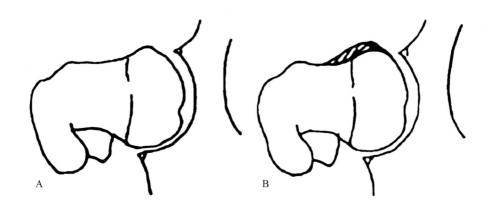

A　　　　　　　　　　　　　B

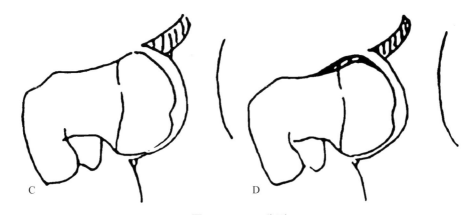

图 5-1-1　FAI分型

A.正常髋关节；B.凸轮型撞击；C.钳夹型撞击；D.混合型撞击

1.凸轮型　多见于爱好运动的中青年男性，主要表现为股骨头颈交界区存在异常的骨性隆起，引起股骨头非球形的改变，导致股骨头颈部的正常凹陷不足，形态上呈"手枪柄样"畸形，使髋臼缘与股骨头之间的运动空间狭窄，髋关节内旋或屈曲活动时发生异常碰撞、挤压，对关节软骨与髋臼盂唇产生剪切作用力，引起髋臼盂唇撕裂和关节软骨损伤，其中髋臼软骨的损伤以髋臼前上部较为常见。

2.钳夹型　多见于中年女性，主要由髋臼过度覆盖引起。股骨头颈的交界处与髋臼缘异常接触，反复撞击，造成盂唇变形，从而使髋臼内部进一步囊性病变，以及髋臼加深与髋臼盂唇周围骨化。盂唇变性后可继发骨化。

3.混合型　有研究表明，髋关节撞击综合征多以两种类型混合存在，又被称为凸轮钳夹撞击混合型。

【影像学表现】

1. X线片　X线片是FAI的首选影像学检查方法，可以显示髋臼和股骨近端的骨性解剖异常。标准骨盆正位片即骨盆中立位片，尾骨尖正对耻骨联合，同时两者相距1～2cm，两侧泪滴、闭孔和髂骨翼对称，同时骶尾关节至耻骨联合上缘的垂直距离在正常范围之内，女性一般为2.5～4.0cm，男性一般为4.0～5.5cm。

（1）凸轮型撞击

1）直接表现：股骨头颈联合处前上缘骨性突起："手枪柄样"畸形（图5-1-2）；非圆形的股骨头；股骨头颈偏心距减小；α角增大。

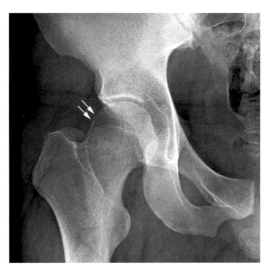

图 5-1-2　股骨头颈的"枪柄样"畸形

2）继发髋关节退行性变：髋臼缘骨赘或游离缘骨化；关节间隙变窄、关节面下囊变。

（2）钳夹型撞击

1）直接表现：髋臼过深、髋臼内陷、髋臼后倾（图5-1-3）、髋臼后壁过度覆盖（图5-1-4）。

2）继发髋关节退行性变：髋臼缘骨化；关节间隙变窄、关节面下囊变；股骨近端轴位X线片上股骨头颈连接部可见局限性的线形切迹或凹陷；股骨颈前上区域的囊变及相邻骨皮质增厚。

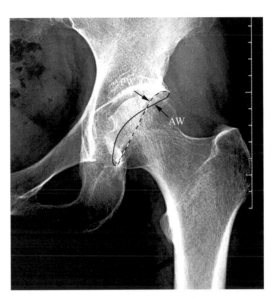

图5-1-3　髋臼后倾时交叉征（"8"字征）
髋臼壁前缘上半部分位于髋臼壁后缘外侧（PW，髋臼壁后缘线；AW，髋臼壁前缘线）

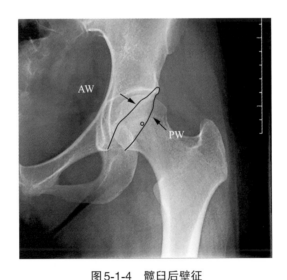

图5-1-4　髋臼后壁征
髋臼后壁过度覆盖时髋臼后壁缘位于股骨头中心的外侧（PW，髋臼壁后缘线；AW，髋臼壁前缘线）

（3）骨盆X线片测量指标：X线片检查可提供评价FAI的客观骨性测量指标，包括凸轮型FAI的α角、头颈偏心距；钳夹型FAI的中心边缘角（central edge angle，CE角）、髋臼指数等。

1）α角：股骨近端上用Mose同心圆模板评估股骨头圆度，经股骨头中心向股骨头开始失去圆度的点做直线，该线与股骨颈轴线的夹角即α角（图5-1-5）。Notzli等通过测量FAI患者及正常对照组的α角，提出α角为50°是诊断FAI的阈值。X线片测量α角已被广泛用于诊断凸轮型FAI，其意义在于将骨性突出程度量化。α角越大表示股骨头颈交界处突出越严重，越容易发生股骨头颈部与髋臼盂唇的撞击，增加患髋关节骨性关节炎的风险。

2）偏心距（offset）：在髋关节侧位像中测量股骨头前缘和股骨颈前缘的距离为股骨头颈偏心距（图5-1-6），正常者约为11.6mm；偏心距＜10mm时提示存在异常，偏心距＜7.2mm可为诊断凸轮型FAI。

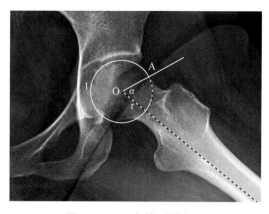

图5-1-5　α角的测量方法

以股骨头中心点O为圆心、股骨头最大半径r画圆，股骨头颈交界区前方骨皮质与这个圆的交点（A点）与股骨头中心点O的连线与股骨颈中轴线的夹角即为α角

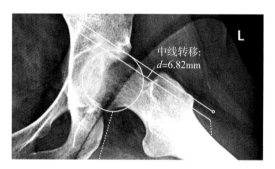

图5-1-6　偏心距的测量方法

偏心距是在股骨近端轴位X线片上经过股骨颈前缘的切线与经过股骨头前缘切线之间的距离，正常值为11.6mm，FAI患者偏心距缩短，＜7.2mm

3）中心边缘角（CE角）：髋关节外侧CE角（lateral center-edge angle，LCEA或center-edge angle of Wiberg）为通过股骨头中心垂线与股骨头中心至髋臼外上缘连线之间的夹角（图5-1-7），反映了骨性髋臼对股骨头外上部的覆盖程度。正常范围为25°～35°。若CE角超过39°应考虑存在过度覆盖（图5-1-8）。

4）髋臼指数（acetabular index，AI）：指在骨盆正位片上双侧Y形软骨连线与髋臼内壁的交点和髋臼外上缘的连线与Y形软骨连线之间的夹角（图5-1-9），亦可评估髋臼覆盖程度，正常AI为正值，当AI为0或负值则提示髋臼过深（图5-1-10）。

5）髋臼倾斜：倾斜程度主要是以髋臼前后壁的解剖关系来衡量。在骨盆前后位片上，正常髋臼前后壁边缘投影线呈不相交的"人"字形（图5-1-11）。当髋臼前缘线位于髋臼后缘线外侧即为交叉征阳性，提示髋臼前方过度覆盖（见图5-1-3）；如髋臼后壁缘位于股骨头中心的外侧即为后壁征阳性，提示髋臼后壁过度覆盖（见图5-1-4）；当髋臼窝线位于髂坐线内侧，提示髋臼过深。

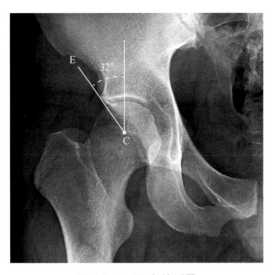

图5-1-7　CE角的测量

　　在骨盆前后位X线片上，C点定义为股骨头的中心，E点为髋臼外侧缘。C点与E点的连线和与过C点垂线之间的夹角即为LCEA。正常值：＞25°，＜20°即可诊断髋关节发育不良。若＞39°则提示髋臼过度覆盖

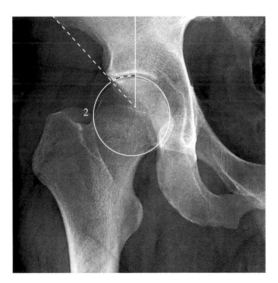

图5-1-8　LCEA为43°，提示髋臼过度覆盖

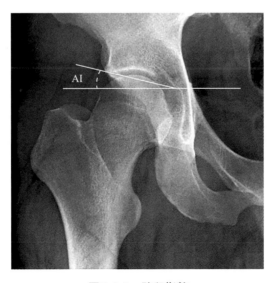

图5-1-9　髋臼指数

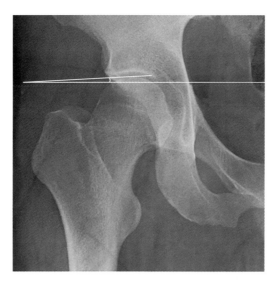

图5-1-10　髋臼过深（AI为-3°）

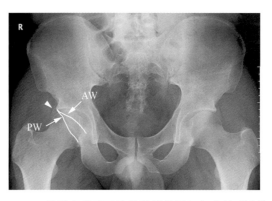

图5-1-11　正常髋臼前后壁边缘投影线呈不相交的"人"字形
（PW，髋臼壁后缘线；AW，髋臼壁前缘线）

2. CT扫描　髋关节的解剖异常是导致髋关节撞击综合征发生的原发性因素。此外，一些髋关节病变后的畸形愈合和髋臼过深、髋臼后倾等也是引发撞击综合征的继发性因素。多层螺旋CT（multislice computed tomography，MSCT）可以利用多平面重建（multiplanar reformation，MPR）进行任意平面重建清晰显示髋关节的解剖异常，并可以测量各种相关参数，在显示髋关节细微骨质结构方面较X线片有显著优势。MSCT对诊断FAI具有重要的意义，可以早期发现髋关节的解剖学异常，有利于FAI的早期发现及早期治疗。

（1）凸轮型FAI的解剖学异常及CT表现：股骨近端的形态学异常是导致凸轮型FAI的主要原因。这种形态学改变可以是股骨头颈交界区的范围增大，也可以是股骨头颈交界区局限性凹陷的消失。在髋关节MSCT横断位、冠状位及股骨颈斜轴位上均可显示：股骨头颈交界区前外侧平直或隆起，头颈比例增大（图5-1-12），α角增大超过50°（图5-1-13），股骨近端呈"手枪柄样"改变（图5-1-14）；导致凸轮型撞击的另一个解剖异常就是股骨头或股骨颈后倾，在MSCT的股骨颈斜轴位上，表现为股骨头或股骨颈向后倾斜；髋内翻也是造成凸轮型FAI的一个解剖异常，MSCT冠状位示股骨颈与股骨干夹角（颈干角）变小，<125°。MSCT还可显示股骨颈和髋臼相应碰撞位置的骨软骨损伤，表现为相应部位的骨质硬化及软骨下囊变。MSCT还可以显示引起凸轮型FAI的其他解剖学异常，如股骨颈骨折畸形愈合及髋关节发育不良等。

（2）钳夹型FAI的解剖学异常及CT表现：钳夹型FAI的主要形态学异常表现为髋臼的异常，包括髋臼后倾、髋臼过深、普遍性或局限性髋臼过度覆盖、髋臼前突等。这些异常能导致髋臼相对深度增加或髋

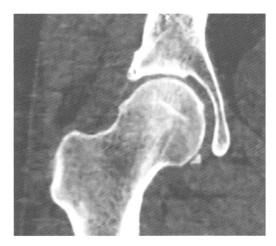

图5-1-12　股骨头颈联合处外上缘骨性突起，非圆形的股骨头

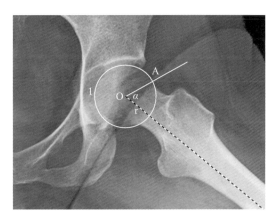

图5-1-13　股骨头颈联合处前缘骨性突起、骨质硬化，α 角增大

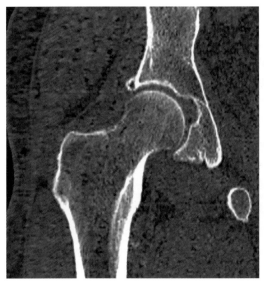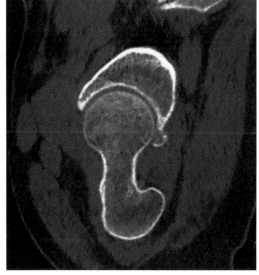

图5-1-14　凸轮型FAI

臼对股骨头的过度覆盖，从而使髋关节在屈曲、内旋或外展运动时，股骨头颈交界处与髋臼缘出现异常接触。这些解剖学异常在MSCT的冠状面表现为髋臼深度增加，矢状面表现为髋臼开口呈后倾，横断位图像表现为髋臼前后缘连线与水平线交角成锐角（图5-1-15），髋臼更多地覆盖股骨头前方。钳夹型FAI所造成的软骨损伤常集中于髋口缘一个很小的区域，MSCT可见股骨头对冲区——髋臼盂缘区骨质硬化、骨赘形成及股骨头颈交界处皮质下囊性变。

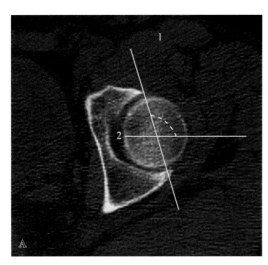
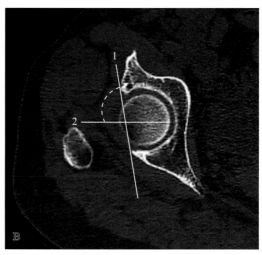

图5-1-15　横断面CT显示髋臼后倾
正常髋臼连线与水平线成钝角（A），如成锐角提示髋臼后倾（B）

（3）CT诊断FAI的主要测量指标：一般选用α角作为评价股骨头颈部形态的测量指标。测量时，选择平行于股骨颈长轴位CT扫描图像，以股骨头中心点为圆心，股骨头最大半径r画圆，股骨头颈交界区前方骨皮质和这个圆的交点与股骨头中心点的连线与股骨颈中轴线的夹角即为α角。此角可以反映股骨头颈交界区凸出。此角越大，越容易发生撞击。一般认为α角>50°是诊断FAI的阈值。

3. MRI检查　MRI具有软组织分辨率高、多方位成像及无辐射危害等优势，已成为诊断FAI不可缺少的检查手段。它不但可以进行各项参数的测量，还可以评估盂唇、软骨的损伤程度及范围。

（1）MRI评估FAI的髋臼盂唇损伤

1）髋臼盂唇损伤机制：髋臼盂唇为附着于髋臼边缘的纤维软骨结构，由Ⅰ型胶原纤维素构成，增大髋臼的深度和覆盖范围，起到润滑关节、分担压力、吸收冲击力的作用。

盂唇损伤导致髋关节密封性能破坏，关节内负压消失，关节液润滑作用降低，加重了关节炎的发展。FAI是引起髋臼盂唇损伤的常见原因。髋臼盂唇前方区域相比其他区域血管少，血供相对不足，自我修复能力较差，更容易发生退变和撕裂。股骨头前方没有骨的约束，主要依靠盂唇、关节囊及韧带来保持稳定，因此前盂唇受到比其他部位更大的压力，是FAI的主要损伤部位。

2）髋臼盂唇损伤的MRI表现：MRI能够很好地反映髋臼盂唇在FAI中的病理变化过程。正常髋臼盂唇在MRI图像上呈三角形低信号，边缘光滑，游离缘锐利。

在MRI平扫图像上，盂唇撕裂表现为盂唇内出现线样高信号，达关节面或关节囊面。髋臼盂唇撕裂常伴有盂唇退变及盂唇旁囊肿形成。髋臼盂唇退变表现为髋臼盂唇增厚或体积增大，表面不光滑，盂唇内可见稍高信号，多见于盂唇基底部。盂唇旁囊肿位于髋臼周围软组织内，多位于髋臼外上方或前上方，呈T_1WI低、T_2WI高信号，边界清楚。髋关节MRA对于评价FAI髋臼盂唇损伤的效果优于常规MRI平扫检查。

（2）MRI评估FAI的其他结构损伤：因为髋关节软骨比较薄，在常规MRI上很难确诊软骨是否有损伤，但在MRI上出现骨髓水肿的区域，其表面的软骨往往同时伴有损伤，所以骨髓水肿对诊断软骨损伤有重要意义。对于盂唇旁囊肿、股骨头囊肿、圆韧带损伤、股骨颈滑膜疝，MRI具有较高的准确性。盂唇旁囊肿常与盂唇撕裂合并发生，所以当MRI显示盂唇旁囊肿时，常提示可能出现盂唇撕裂。股骨颈滑膜疝是一种少见的良性病变，有学者认为它是FAI的一个间接征象。

4.超声检查　具有快速、廉价、应用广泛的优点。近几年已有超声诊断髋臼盂唇损伤的报道。Lerch等对凸轮型FAI的MRI与超声检查的前瞻性对比研究显示了超声诊断FAI的潜在价值。通过在股骨外旋20°、内旋20°及中立位时测量FAI参数，发现MRI与超声的测量参数之间存在明显的相关性，其中α角的相关程度最高。目前研究认为虽然超声诊断FAI所获取的信息少于MRI，但仍为一种易于操作的方法。受限于超声设备参数、操作者经验及成人髋关节周围软组织厚度等因素限制，超声诊断FAI在临床工作中仍受很大限制，需进一步研究其临床使用价值。

【鉴别诊断】

根据典型的症状和体征，结合明确的影像学表现，可做出FAI的诊断。对于症状不明显者，需鉴别引起髋关节疼痛的其他疾病，如腹股沟软组织拉伤、股骨粗隆滑囊炎、弹响髋综合征等关节外疾病和髋关节滑膜炎、关节内游离体及退行性骨关节病等。

【治疗】

FAI的治疗方法较多。早期可以进行非手术治疗，避免重体力劳动或大运动量的体育活动，症状明显者可以选用非甾体抗炎药治疗。对于关节畸形明确的患者可以采用手术治疗，关节镜下盂唇修复、骨突削磨、截骨和关节清理能够取得良好的疗效。

（王　植　朱　珊）

第二节　坐骨股骨撞击综合征

坐骨股骨撞击综合征（ischiofemoral impingement syndrome，IFI）是坐骨结节与股骨小转子间距狭窄所致坐骨股骨间隙内股方肌及周围结构受压，从而引起一系列髋后部疼痛的症候群，是引起髋关节后方疼痛和功能障碍的病因之一。1977年Johnson首先报道髋关节术后持续疼痛的患者存在坐骨支与股骨小转子之间的撞击。进入21世纪以来，不断有学者报道坐骨结节与股骨小转子间隙先天性狭窄引起坐骨股骨撞击的病例，人们逐渐认识到坐骨结节与股骨小转子之间的撞击是一种独立存在的疾病。Torriani等在2009年首先提出了坐骨股骨撞击综合征的概念。随着人们对IFI认识的不断加深及医学影像学的发展，特别是MRI的广泛普及，IFI的检出率也在不断上升。

【病因】

IFI基本的病理生理机制为各种病因导致坐骨与股骨小转子间距减小，在髋部运动过程中坐骨结节与股骨小转子之间的软组织结构（主要为股方肌）受压迫推挤引起以髋部疼痛为主的一系列症状。常见病因包括原发性和继发性两大类。原发性病因包括髋内翻、股骨小转子内突、先天性股骨内后旋、股骨近端发育较粗、股骨前倾异常、骨盆骨性结构解剖变异（女性骨盆）等。继发性病因包括髋关节失稳、骨盆及脊柱失稳、内收-外展肌肉失衡、坐骨结节附着区肌腱端病、创伤、髋关节运动过度、医源性病因、骨盆肿瘤等。据天津医院初步统计，坐骨-股骨小转子间距狭窄、疑似IFI的患者，约占髋部疼痛患者的10%。

【临床表现】

IFI多见于中老年女性，单侧或双侧发病，通常表现为无明显诱因出现坐骨、腹股沟或臀部中央区等部位的轻到中度慢性非特异性疼痛，久坐或某些活动（如长距离行走）受限。临床特殊查体实验包括坐骨-股骨间隙触诊试验，大步行走试验及坐骨股骨撞击试验等。

【相关解剖及病理生理机制】

1.股方肌　位于股骨小转子与坐骨结节之间的四边形肌肉，以宽基底起自坐骨结节外缘上部、半膜肌腱起始部前缘，以窄基底止于股骨近端后内侧缘股方肌结节处，邻近转子间嵴基底部。成年人股方肌宽约2cm。股方肌股骨端肌纤维紧实，而坐骨端肌纤维松散伴脂肪浸润。股方肌与股骨小转子间存在潜在滑囊结构。股方肌前缘为闭孔外肌、后缘紧邻坐骨神经，上缘为闭孔内肌-孖肌复合体，下缘为大收肌。股方肌为一较短旋髋肌肉，协同梨状肌、上下孖肌及闭孔内外肌外旋髋关节及大腿，对抗内收。神经支配来自骶丛神经分支，神经自坐骨结节处出骨盆，沿下孖肌及闭孔内肌前缘水平向下方走行，沿前表面进入股方肌内。股方肌血供来自旋股内动脉分支。

2.坐骨股骨间隙（ischiofemoral space，IFS）　为坐骨结节与股骨小转子间的间隙，其内含多条重要肌腱、神经、血管（图5-2-1）。

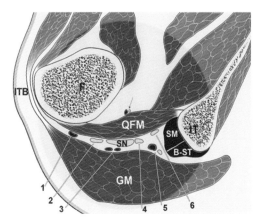

图5-2-1　股骨坐骨间隙内正常解剖结构

GM：臀大肌；QFM：股方肌；SM：半膜肌腱；B-ST：股二头-半腱肌腱联合；ITB：髂胫束；SN：坐骨神经；1.旋股后动脉升支；2.股二头肌短头神经；3.坐骨神经滋养血管；4.股神经后皮神经分支；5.臀下动脉及神经；6.股二头肌长头神经，注意股方肌神经沿肌肉前面进入

引自：Hernando M F，Cerezal L，Pérez-Carro L，et al．2016．Evaluation and management of ischiofemoral impingement：a pathophysiologic，radiologic，and thrapeutic approach to a complex diagnosis［J］．Skeletal Radiol，45（6）：771-787．

3.股方肌间隙（quadratus femoris space，QFS）　为坐骨结节处腘绳肌肌腱前外缘与小转子或髂腰肌附着区后内侧缘间最短距离，其内主要走行股方肌及其周围细小神经血管（图5-2-2）。

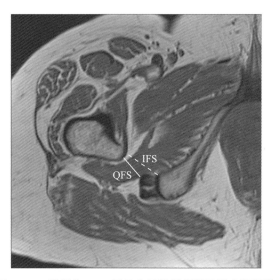

图5-2-2　横断位T$_1$WI显示坐骨股骨间隙及股方肌间隙

IFS：坐骨股骨间隙；QFS：股方肌间隙

【分级】

股方肌水肿、萎缩分级：Tosun等根据MRI表现将股方肌水肿和萎缩分为4级。

（1）肌肉水肿

0级：肌肉信号正常。

1级：肌肉局限水肿伴坐骨股骨间隙及股方肌间隙狭窄。

2级：肌肉弥漫水肿。

3级：周围软组织结构水肿。

（2）肌肉萎缩

0级：肌肉信号正常。

1级：肌肉细线样脂肪信号。

2级：肌肉线样及球状脂肪信号范围＜50%。

3级：肌肉球状脂肪信号范围＞50%。

【影像学表现】

1.影像学检查方法

（1）X线：IFI的X线片表现缺乏特异性。平片由于结构重叠难以明确坐骨股骨间隙有无狭窄，但可显示小转子和坐骨结节的慢性骨质增生，因此有助于诊断继发IFI的骨性原因或鉴别其他原因引起的髋关节疼痛。

（2）超声：有助于显示坐骨股骨间隙内软组织充血，但是敏感性较低。

（3）CT：3D/4D高分辨率CT可在髋关节运动范围内清晰显示股方肌和邻近骨结构之间的关系。CT数据经特殊的软件处理后可用于建立动态模型，模拟撞击过程，并可用于手术方式（如微创关节镜、开放或者联合术式）的选择，明确撞击集中位置及截骨范围的选择等。

（4）MRI：为诊断IFI的金标准。MRI可进行定性、定量分析，并可行动态检查。Torriani及Tosun曾建议，可通过测量坐骨股骨间隙、股方肌间隙、腘绳肌肌腱区及股方肌体积诊断坐骨股骨间隙狭窄。IFI患者的坐骨股骨间隙、股方肌间隙及股方肌体积减小，而腘绳肌肌腱区及坐骨结节面积增大。动态髋关节MRI检查有助于明确撞击，评价股方肌和周围结构关系，目前，实时显示运动状态需较高的时间分辨率。

2. MRI表现

（1）坐骨股骨间隙和股方肌间隙狭窄：据文献报道，坐骨股骨间隙小于15mm和（或）股方肌间距小于10mm，发生坐骨股骨撞击的概率较高。

（2）股方肌受压、水肿或撕裂：在坐骨股骨间隙和股方肌间隙狭窄的同时，出现股方肌水肿或撕裂是诊断IFI最有意义的指征（图5-2-3）。但是股方肌水肿者有约10%无明显症状。

（3）股方肌萎缩：慢性撞击可导致肌肉萎缩及脂肪浸润，多见于长期站立的IFI的患者，T_1WI显示最明显（图5-2-4）。

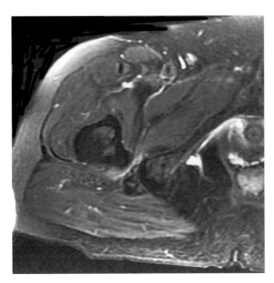

图5-2-3　横断位脂肪抑制T_2WI示右侧坐骨股骨间隙狭窄，股方肌受压水肿

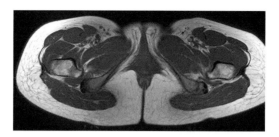

图 5-2-4 横断位 T₁WI 显示左侧坐骨股骨间隙狭窄伴股方肌萎缩

（4）骨结构改变：股方肌完全萎缩后坐骨与股骨可发生直接骨性撞击。如果股骨小转子或坐骨结节出现骨髓水肿，有可能继发于附着区腘绳肌肌腱异常或肌腱附着端周围软组织水肿累及所致（图 5-2-5）。

（5）肌腱病变：股方肌撞击损伤严重，MRI 常显示继发性腘绳肌肌腱附着区及周围结构水肿信号改变。受累部分腘绳肌肌腱在 MRI 上可显示水肿、退变性肌腱炎、部分撕裂及相对少见的全层撕裂（图 5-2-6）。尽管没有髂腰肌肌腱撕裂的报道，但肌腱附着区周围水肿及变性并不少见。

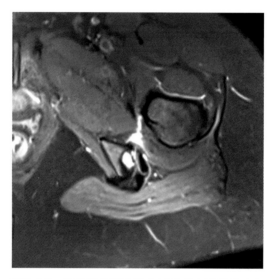

图 5-2-5 坐骨股骨撞击综合征患者皮质下骨改变

坐骨结节皮质下小囊肿，股方肌内侧部分完全撕裂

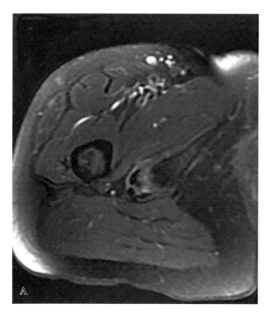

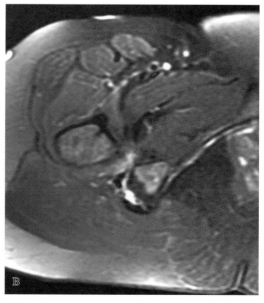

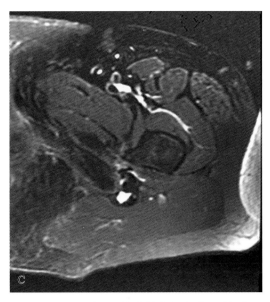

图5-2-6 坐骨股骨撞击综合征所致肌腱损伤
A.继发性腘绳肌腱周围水肿；B.半膜肌腱部分撕裂；C.腘绳肌腱完全分离

（6）滑囊和脂肪组织病变：IFI常可导致坐骨股骨间隙内脂肪组织的水肿，也可出现小转子、髂腰肌、闭孔外肌或坐骨结节滑囊炎等（图5-2-7）。

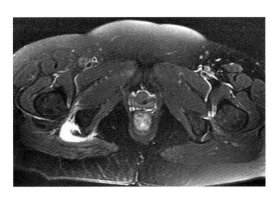

图5-2-7 双侧坐骨股骨撞击综合征，右侧腘绳肌肌腱附着区完全撕裂伴局部滑囊积液

（7）神经病变：坐骨神经紧邻股方肌，IFI时坐骨股骨间隙内神经结构受累可出现下腰部疼痛症状。坐骨结节周围脂肪间隙明显水肿，刺激坐骨神经可引起急性臀深部疼痛综合征（坐骨神经炎）。IFI所致坐骨股骨间隙内慢性炎性粘连、股方肌与坐骨神经间瘢痕形成，并在髋部运动过程中绞锁、嵌插，从而导致臀深部慢性疼痛综合征。

【治疗】

目前对于IFI治疗目的主要是缓解症状，首选非手术治疗。非手术治疗主要为康复锻炼，如拉伸锻炼及脊柱、髋部肌肉强化锻炼，其目的在于加强髋部周围外旋肌肉，特别是股方肌和外展肌群，从而增加髋关节运动范围、充分减轻疼痛，提高髋关节稳定效果。这种方法还可以防止并改善与髋关节、骨盆和脊柱失稳有关的继发性肌肉萎缩。而制动休息可加重股方肌和外展肌的萎缩，可能会加重病情。锻炼过程中为防止疼痛加重可口服非甾体抗炎药、股方肌间隙内注射麻醉剂及激素。如果非手术治疗无效，可选择手术治疗，首选关节镜下坐骨股骨间隙减压。

（王 植 蔡 琳）

第三节　髂前下棘（棘下）撞击

髂前下棘（棘下）撞击（subspine impingement，SSI）是由于髂前下棘（anterior inferior iliac spine，AIIS）位置异常或形态肥大，与股骨颈远端前缘甚至股骨大粗隆发生撞击所致，是髋关节外撞击的一个重要原因。

在临床上SSI常被忽视，国内尚无相关流行病学报告。Fabricant等在78例尸检中存在髋关节外撞击综合征（extra-articular hip impingement，EHI）因素的病例中发现：10例存在SSI，占EHI的12.8%。随着国内外学者对EHI认识水平的提高，SSI逐渐被骨科医师重视。目前，SSI被认为是关节镜手术治疗FAI失败和持续性髋关节疼痛的重要原因之一。

【解剖基础和分型】

AIIS是位于髂前上棘与髋臼之间的骨性突起。AIIS主要分为两个面：上极，为股直肌直头附着点；下极，向下延伸至髋臼边缘，为髂囊肌和髋关节囊的附着点，两者以髂前下棘为分界。正常AIIS与髋臼边缘之间存在一个向内侧凹陷的间隙并延伸至髋臼边缘，称为髂前下棘下间隙。SSI的病理机制与AIIS的解剖形态相关，髋臼后倾、髋外翻、股骨前倾等骨盆结构的异常也是造成SSI的原因。在股骨侧，股骨前倾和外翻导致髋部内收和外旋减少，易导致AIIS撞击股骨颈或大粗隆。在髂骨侧，易发因素包括AIIS异常肥大、畸形或髋臼后倾。当前述因素存在时，髋关节在屈曲、内收时可能使AIIS与股骨颈远端前侧发生撞击，造成盂唇及软骨的损伤，引起腹股沟不适、髋关节疼痛和活动受限。此外，髋关节软组织也会因长期激烈运动牵拉出现慢性炎症，如股直肌AIIS附着处增生肥厚、股直肌腱钙化，AIIS的撕脱骨折等也会造成SSI。

目前，多采用Hetsroni分型对髂前下棘的形态进行解剖分型，而Morales-Avalos将Hetsroni Ⅱ型细分为ⅡA和ⅡB两种亚型。

Ⅰ型：也称为正常型，几乎不会发生SSI；AIIS的下缘位于髋臼缘水平以上（图5-3-1），AIIS下端与髋臼边缘之间为光滑、内凹的AIIS下间隙。

Ⅱ型：表现为AIIS向前下突出，AIIS下缘延伸至髋臼边缘水平，AIIS下间隙消失。

ⅡA型：AIIS无明显突出，与髋臼边缘延续为一相对的扁平平面；ⅡB型：AIIS突出并延伸至髋臼边缘水平（图5-3-2）。

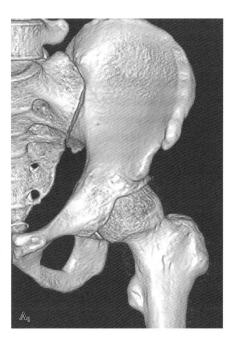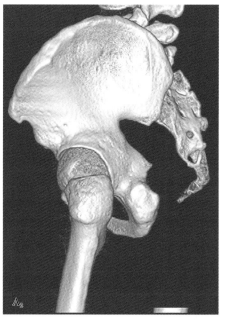

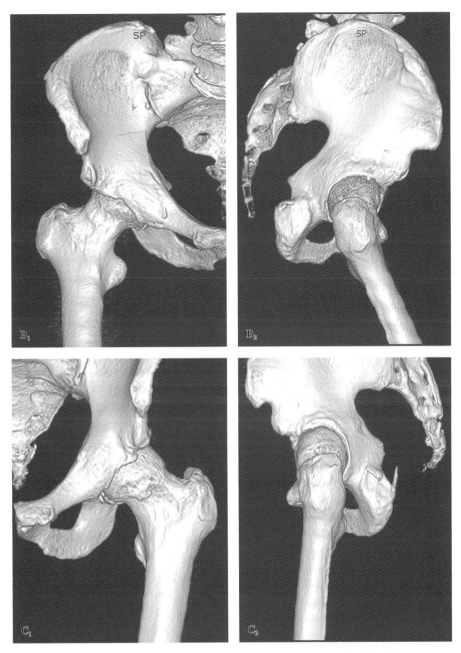

图 5-3-1　髋关节发育不良患者的三维 CT 重建下的髂前下棘形态

A. Hetsroni Ⅰ 型，髂前下棘与髋臼边缘有明显间隙，便于屈曲时盂唇等软组织缓冲；B. Hetsroni Ⅱ 型，髂前下棘延伸至髋臼边缘，缓冲间隙消失；C. Hetsroni Ⅲ 型，髂前下棘延伸超越髋臼边缘

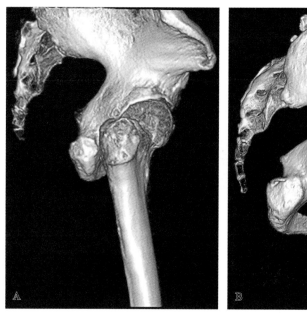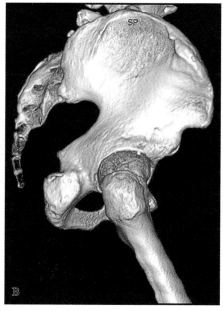

图5-3-2　Hetsroni Ⅱ型的ⅡA型和ⅡB型，ⅡA型髂前下棘至髋臼边缘为扁平平面，ⅡB为髂前下棘下极向前突出至髋臼边缘水平

Ⅲ型：AIIS下极突出并超过髋臼边缘。

Ⅱ～Ⅲ型与Ⅰ型髂前下棘者相比髋关节屈曲、内旋功能明显受限，SSI中超过80%患者为Ⅱ型和Ⅲ型AIIS，I型几乎不会造成撞击。

【病因及临床表现】

SSI的原因较多，可由股直肌的过度牵拉引起髂前下棘撕脱伤导致。而在部分先天性病例中，髋臼后倾使AIIS向前和向上旋转。在骨盆截骨术或AIIS损伤后，AIIS也可能变得更加突出。在青少年中，反复的AIIS牵引损伤可导致骨骺炎、骨骺肥大、骨骺向下移位或骨折，畸形愈合后导致AIIS增大或突出，从而引起髂前下棘撞击。

SSI多见于年轻人，常参与激烈的体育运动，或者有骨盆截骨或髋屈肌损伤的病史。患者在髋关节屈曲、内旋和内收时可出现腹股沟区或髋关节前方的疼痛，与FAI的临床表现可有重叠，但体检时可发现髂前下棘压痛，髋关节屈曲或屈髋90°内收内旋时活动明显受限，按压AIIS时会出现不适伴有肌抵抗。

【影像学表现】

SSI多为临床诊断，影像学表现可对SSI有一定提示作用，但是特异性不高。

1.X线表现

（1）直接征象

1）AIIS超过髋臼边缘。此征象极少出现（图5-3-3）。

2）交叉征（图5-3-4）：髋臼前壁过度覆盖使髋臼前壁轮廓线部分超过髋臼后壁轮廓的外侧，从而形成交叉征。当AIIS肥大与髋臼前缘重叠时，在骨盆X线平片上还有可能出现双交叉征。

3）髋臼后壁征：过度覆盖的髋臼后壁轮廓超过股骨头中心（图5-3-5）。

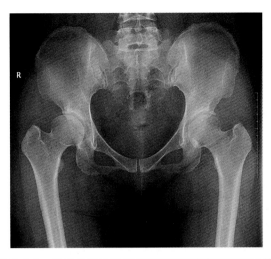

图5-3-3 骨盆X线片显示髂前下棘下部超过髋臼边缘

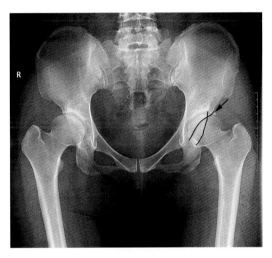

图5-3-4 箭头所示髂前下棘超过髋臼缘，髋臼可见交叉征

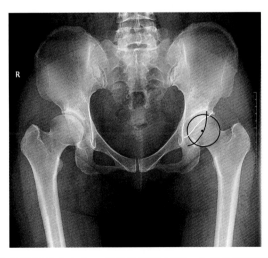

图5-3-5 骨盆X线正位片示黑点为股骨头中心点，黑线为髋臼后壁，白线为髋臼前壁，髋臼后壁超过股骨头中心点

（2）间接征象

1）股直肌直头腱止点钙化。

2）股骨颈远端滑膜疝。

3）髋臼盂唇钙化。

4）髋臼旁小骨：反复撞击造成小的骨折片，属应力性骨折。

2. CT表现　CT通过横断位平扫及斜矢状位重建可发现股骨头颈部及髋臼细微的形态异常，可直观评估髋臼倾斜情况及AIIS的形态，还可显示关节盂病变、软骨下囊变和滑膜疝。

3. MRI表现　MRI和MRA可以观察髋臼盂唇损伤的具体位置，同时也可以显示髋关节软骨磨损及股直肌肌腱退变，有时也可出现髂股外侧韧带增厚（图5-3-6）。

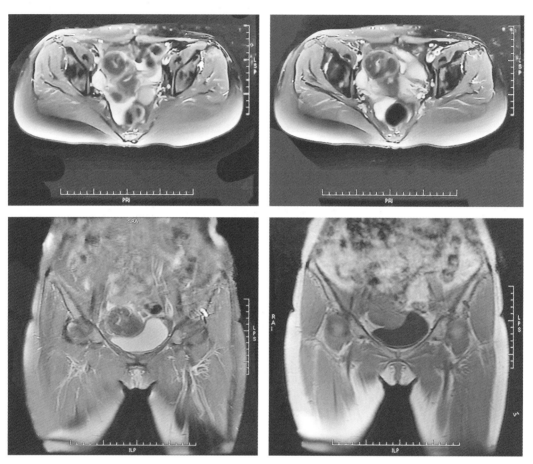

图5-3-6　左髋横断位及冠状位MR图像示左侧髂前下棘膨大，邻近骨髓囊性变，股直肌肌腱止点增粗

【治疗】

SSI治疗方式主要采取非手术治疗，如改变运动方式、功能锻炼、理疗和局部封闭治疗。对于症状明显和非手术治疗无效的患者可以进行手术治疗，传统应用人工关节置换术。现认为关节镜减压术可对AIIS的裸露区域重新塑形以改善患者的症状，具有创伤小、出血少及术后无感染、屈肌肌力减弱和股直肌撕脱等并发症等优点，还可以处理关节内病变。术后2～4周后开始患侧保护性的康复训练，逐步负重以恢复髋关节活动度和加强肌肉力量，同时预防并发症发生。

（王　植　董潇蔓）

第四节　髂腰肌撞击

髂腰肌撞击（iliopsoas impingement，IPI）即髂腰肌与髋臼盂唇发生撞击致使髋臼前盂唇损伤，是髋关节外撞击综合征中较少见且容易忽视的撞击类型。

【解剖因素】

髂腰肌由髂肌和腰大肌两块肌肉融合而成。腰大肌呈长梭形，起于T_{12}及$L_1 \sim L_5$的椎体、间盘及横突；髂肌呈扇形，起源于髂窝、髂嵴和骶骨翼。腰大肌与髂肌在腹股沟韧带的水平联合形成髂腰肌和一个共同的肌腱，经腹股沟韧带深面，止于股骨小转子。髂腰肌肌腱走行于髋关节的前方，紧贴下方的髋臼前盂唇，外侧与髂嵴相邻，内侧与闭孔相邻（图5-4-1）。

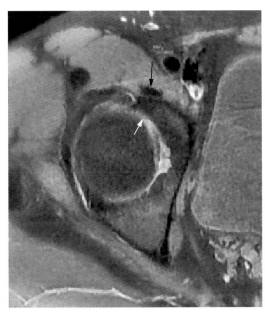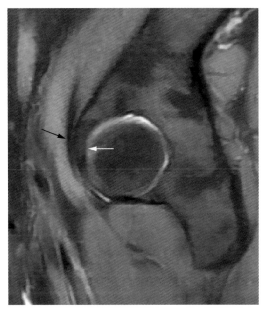

图5-4-1　髂腰肌及髋臼盂唇在MR上正常表现

黑箭为髂腰肌肌腱；白箭为髋臼盂唇

髂腰肌是髋关节的主要屈肌，在髋关节外旋中的作用较小。神经支配由第2和第3腰神经的前支提供。

【病因及损伤机制】

IPI是由髂腰肌肌腱引起的髋臼前盂唇损伤，损伤发生在髂腰肌切迹的正前方的3点钟位置，并不累及前上盂唇。盂唇损伤位于髂腰肌肌腱穿过髋关节囊的正下方。这种髋臼盂唇损伤与FAI、创伤、髋关节发育不良、关节囊松弛或骨性关节炎等病因无关。

关于IPI的发病机制目前有两种理论，一种是紧张或有炎症的髂腰肌肌腱与髋臼前盂唇发生撞击，另一种是髂腰肌肌腱与前关节囊-盂唇复合体粘连引起的反复牵拉会导致髂腰肌肌腱下方的盂唇损伤。

IPI也是年轻运动员髋关节疼痛的常见原因，这通常是由于髂腰肌肌腱在髂耻嵴上的动力性半脱位，引起的一种沉重感觉和明显的髋关节不适。

全髋关节置换术后的腹股沟持续疼痛可由IPI引起。IPI和（或）肌腱炎引起的疼痛可能是由于突出或错位的髋臼部件、残留的骨水泥或过长的螺钉引起的。这些情况可能导致髂腰肌肌腱的慢性刺激。

【临床表现】

IPI平均发病年龄为25～35岁，女性明显多于男性。临床表现通常与传统FAI相关的盂唇损伤相似，多为主动屈曲状态下的髋关节前部或腹股沟区疼痛。

在体格检查中，髂腰肌撞击患者可以出现髋关节前撞击试验阳性或冲刷试验（scour test）阳性，此外，还可以出现髂腰肌走行区局部压痛或直腿抬高恐惧。

【影像学表现】

髂腰肌撞击的患者，X线片及CT通常无阳性表现。MRI或MRA上位于髂腰肌肌腱正下方3点钟位置的孤立的髋臼前盂唇撕裂更有诊断意义。其他可参考征象包括：①盂唇-肌腱间异常信号；②髂腰肌肌腱形态、信号异常；③肌腱外侧下沉（lateral dip），即髂腰肌肌腱因盂唇撕裂向外后侧移位。

【治疗及预后】

目前对IPI的治疗首选方案为非手术治疗，包括动作修整、康复训练、治疗性注射。患者可能在髂囊肌或关节内注射麻醉剂后得到短暂的缓解。非手术治疗无效则需行手术治疗，手术方法主要包括髂腰肌肌腱松解术，在关节镜下行盂唇水平髂腰肌肌腱松解术可以缓解80%左右患者的疼痛。

（王　植　齐　扬）

参 考 文 献

［1］高元桂，张爱莲，程流泉，2013. 肌肉骨骼磁共振成像诊断［M］. 北京：人民军医出版社.

［2］黄耀渠，陈卫国，王吉东，2013. 股骨颈疝窝与股骨髋臼撞击综合征关系的X线初步研究［J］. 临床放射学杂志，32（3）：384-387.

［3］黄耀渠，李均洪，梁振华，等，2016. 股骨颈疝窝与股骨髋臼撞击综合征相关解剖学异常的多层螺旋CT研究［J］. 中华解剖与临床杂志，21（1）：18-21.

［4］肖树恺，向子云，蔡汉寿，等，2011. 髋关节撞击综合征的多排螺旋CT诊断［J］. 中国CT和MRI杂志，9（2）：65-67.

［5］杨磊，赵卫，何波，2019. 髋关节外撞击综合征——髂前下棘撞击综合征研究进展［J］. 影像研究与医学应用，3（20）：1-5.

［6］Ali A M，Teh J，Whitwell D，et al，2013. Ischiofemoral impingement：A retrospective analysis of cases in a specialist orthopaedic centre over a four-year period［J］. Hip International，23（3）：263-268.

［7］Andronic O，Nakano N，Daivajna S，et al，2019. Non-arthroplasty iliopsoas impingement in athletes：a narrative literature review［J］. Hip International，29（5）：460-467.

［8］Ara K，Xavier T，Luis C，et al，2011. MRI of the Quadratus Femoris Muscle：Anatomic Considerations and Pathologic Lesions［J］. AJR. American journal of roentgenology，197（1）：170-174.

［9］Arévalo G N，Santamaría G N，Gredilla M J，et al，2018. Extra-articular hip impingement：a review of the literature［J］. Radiologia，60（2）：105-118.

［10］Aung H H，Sakamoto H，Akita K，et al，2001. Anatomical study of the obturator internus，gemelli and quadratus femoris muscles with special reference to their innervation［J］. The Anatomical record，263（1）：41-52.

［11］Azegami S，Kosuge D，Ramachandran M，2013. Surgical treatment of femoroacetabular impingement in patients with slipped capital femoral epiphysis：A review of current surgical techniques［J］. The bone & joint journal，95-B（4）：445-451.

［12］Barros A A G，Santos F B G D，Vassalo C C，et al，2019. Evaluation of the ischiofemoral space：a case-control study［J］. Radiologia brasileira，52（4）：237-241.

［13］Beall D P，Sweet C F，Martin H D，et al，2005. Imaging findings of femoroacetabular impingement syndrome［J］. Skeletal Radiology，34（11）：691-701.

［14］Beaulé PE，O'Neill M，Rakhra K，2009. Acetabular labral tears［J］. Journal of Bone & Joint Surgery-american Volume，91（3）：701-710.

［15］Blankenbaker D G，Tuite M，2013. Non-Femoroacetabular impingement［J］. Semin Musculoskelet Radiol，17（3）：279-285.

［16］Buck F M，Hodler J，Zanetti M，et al，2011. Ultrasound for the evaluation of femoroacetabular impingement of the cam type. Diagnostic performance of qualitative criteria and alpha angle measurements［J］. European Radiology，21（1）：167-175.

［17］Dimmick S，Stevens K J，Brazier D，et al，2013. Femoroacetabular impingement［J］. Radiologic Clinics of North America，51（3）：337-352.

［18］Espinosa N，Beck M，Rothenfluh D A，et al，2007. Treatment of femoro-acetabular Impingement：preliminary results of labral refixation. Surgical technique［J］. The Journal of Bone and Joint Surgery，89 Suppl 2：36-53.

［19］Ganz R，Parvizi J，Beck M，et al，2003. Femoroacetabular impingement：a cause for osteoarthritis of the hip［J］. Clinical Orthopaedics & Related Research，（417）：112-120.

［20］Hapa O，Bedi A，Gursan O，et al，2013. Anatomic footprint of the direct head of the rectus femoris origin：cadaveric study and clinical series of hips after arthroscopic anterior inferior lliac spine/subspine decompression［J］. Arthroscopy：The

Journal of Arthroscopic and Related Surgery，29（12）：1932-1940.

［21］Hernando M F，Cerezal L，Pérez-Carro L，et al，2015. Deep gluteal syndrome：anatomy，imaging，and management of sciatic nerve entrapments in the subgluteal space［J］. Skeletal Radiology，44（7）：919-934.

［22］Hernando M F，Cerezal L，Pérez-Carro L，et al，2016. Evaluation and management of ischiofemoral impingement：a pathophysiologic，radiologic，and thrapeutic approach to a complex diagnosis［J］. Skelet Radiology，45（6）：771-787.

［23］Hetsroni I，Poultsides L，Bedi A，et al，2013. Anterior inferior iliac spine morphology correlates with hip range of motion：a classification system and dynamic model［J］. Clinical Orthopaedics and Related Research®，471（8）：2497-2503.

［24］Huang Y Q，Chen W G，Wang J D，2013. Preliminary study of X-ray on the relationship between herniation pit of femoral neck and femoroacetabular impingement syndrome［J］. Journal of Clinical Radiology，32（3）：384-387.

［25］Huang Y Q，Li J H，Liang Z H，et al，2016. Correlation between the prevalence of herniation pits of femoral neck and anatomical parametersrelated to femoroacetabular impingement：multislice CT study［J］. Chinese Journal of Anatomy and Clinics，21（01）：18-21.

［26］Ji H M，Baek J H，Kim K W，et al，2014. Herniation pits as a radiographic indicator of pincer-type femoroacetabular impingement in symptomatic patients［J］. Knee Surgery，Sports Traumatology，Arthroscopy，22（4）：860-866.

［27］Marin-Peña Ó，Sierra-Madrid P，Lax-Pérez R，et al，2016. Extrarticular hip impingeme［J］. Hip International，26 Suppl 1：14-16.

［28］Möckel G，Miehlke W，2018. Arthroscopic treatment of psoas impingement［J］. Operative Orthopadie und Traumatologie，30（2）：72-79.

［29］Peelle M W，Della Rocca G J，Maloney W J，et al. 2005. Acetabular and femoral radiographic abnormalities associated with labral tears［J］. Clinical orthopaedics and related research，（441）：327-333.

［30］Pun S，Kumar D，Lane NE，2015. Femoroacetabular impingement［J］. Arthritis & Rheumatology，67（1）：17-27.

［31］Siebenrock K A，Steppacher S D，Haefeli P C，et al，2013. Valgus hip with high antetorsion causes pain through posterior extraarticular FAI［J］. Clinical Orthopaedics and Related Research®，471（12）：3774-3780.

［32］Sonin A，Manaster B. J，Andrews C L，et al，2018. 创伤性骨肌诊断影像学［M］. 赵斌，林祥涛，译. 山东：山东科学技术出版社.

［33］Tosun O，Algin O，Yalcin N，et al，2012. Ischiofemoral impingement：evaluation with new MRI parameters and assessment of their reliability［J］. Skeletal Radiology，41：575-587.

［34］Vassalou E E，Zibis A H，Klontzas M E，et al，2017. Imaging of impingement syndromes around the hip joint［J］. Hip International，27（4）：317-328.

第6章

累及神经的病变——梨状肌综合征

梨状肌综合征（piriformis syndrome，PS）是坐骨神经在骨盆出口受梨状肌压迫或刺激导致的神经肌肉病变，是引起急慢性坐骨神经疼痛的常见原因之一。

【病因】

梨状肌起于 $S_2 \sim S_4$ 前孔外侧，经坐骨大切迹上缘，穿坐骨大孔出骨盆，止于股骨大转子上缘。其功能为伸髋时使髋关节外旋，屈髋时使髋关节外展。坐骨大孔被其分为梨状肌上孔和下孔，坐骨神经多经梨状肌下孔出盆腔至臀大肌深面，沿大腿后方下行止于足。

臀部创伤是引起梨状肌综合征最常见的原因，高水平运动员的过度使用性损伤也是常见原因之一。正常型坐骨神经解剖为坐骨神经总干出梨状肌下缘，约占人群总数的61.6%；最常见的解剖变异为腓总神经高位分支，腓总神经穿越梨状肌，胫神经从梨状肌下缘穿出。腓总神经或坐骨神经从梨状肌中穿出，当梨状肌受到损伤，发生充血、水肿、痉挛、粘连和挛缩时，该肌间隙或该肌上、下孔变狭窄，挤压其间穿出的神经、血管，因此而出现一系列临床症状和体征。坐骨大切迹附近的纤维束带也可引起走行区坐骨神经的卡压。此外，肿瘤与肿瘤样病变、感染性或非感染性炎症、妊娠与分娩等，都是相关的病因。除器质性病变外，梨状肌痉挛等功能性疾病也可引起梨状肌综合征。

【临床表现】

梨状肌综合征发病年龄在18～55岁，男女比例约为6∶1，发病率约占坐骨神经疾病的6%。梨状肌综合征的临床症状以臀部疼痛最常见，可伴有大腿及小腿后部、腹股沟区、会阴部、髋部、骶尾部疼痛，另可有排便时直肠区疼痛，患者取坐姿和蹲姿时疼痛加剧。部分患者患肢肿胀、臀肌萎缩，亦可伴有性功能障碍。查体示梨状肌紧张试验阳性，直肠指检可于梨状肌内侧端、盆腔外侧壁触及包块。临床上经常被误诊为腰椎间盘突出症、骶髂关节炎、髋部骨折和腰椎管狭窄等。双侧梨状肌综合征患者多见于久坐人群。

目前尚无诊断梨状肌综合征的金标准。诊断梨状肌综合征需先排除其他引起臀部及下肢疼痛的疾病；当影像学及电生理检查结果正常时，局部梨状肌注射试验有助于确定诊断。

【影像学表现】

1. MRI　是梨状肌综合征首选的影像学检查方法，对寻找梨状肌综合征的病因具有重要的辅助诊断价值，可帮助临床医生明确病因、制订正确的治疗方案。

MRI可显示梨状肌及坐骨神经的解剖变异。MRI T_1WI、PDWI序列可显示梨状肌肥大、副肌等解剖异常（图6-0-1），以及坐骨大孔区脂肪受压；可伴随梨状肌的信号异常。MRI也发现少部分患者患侧梨状肌比对侧小。

MRI脂肪抑制PDWI或STIR序列可显示被卡压的坐骨神经或腓总神经增粗、信号增高的炎性改变；梨状肌水肿时表现为弥漫的高信号。

MRI可显示局部占位性病变，如肿瘤、脓肿及血肿等，引起的继发性梨状肌综合征表现为相应部位的异常信号。肌筋膜原因引起的梨状肌综合征，影像学上多不能显示。

2. X线　对骨折的诊断有较大帮助，但对臀区的软组织、梨状肌不能显影。CT可以显示复杂骨质的解剖结构及微小的骨折，虽然组织分辨力较高，但对于肌腱、肌肉等结构的显示清晰度不高。

【治疗】

1.非手术治疗　是首选，包括去除病因、卧床、抬高患肢等，大多数患者通过休息、物理疗法可以改善。坐骨神经阻滞术是经常使用的治疗方法。

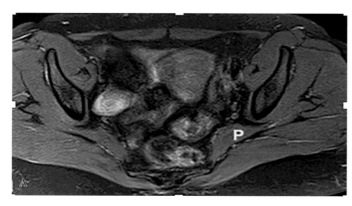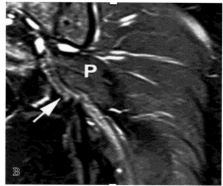

图6-0-1　女，34岁，左侧梨状肌综合征

轴位（A）及冠状位（B）脂肪抑制PDWI可见左侧梨状肌（P）肥大，冠状位脂肪抑制PDWI（B）显示左侧坐骨神经受压（箭）

引自：Hernando M F，Cerezal L，Pérez-Carro L，et al，2015. Deep gluteal syndrome：anatomy，imaging，and management of sciatic nerve entrapments in the subgluteal space［J］. Skeletal Radiology，44（7）：919-934.

2.手术治疗　难治性患者需要手术治疗。肿瘤等占位病变引起的梨状肌综合征需手术治疗。

（于爱红　过　哲）

参 考 文 献

［1］汪洋，仲津漫，任芳，等，2019. MR成像在梨状肌综合征诊治中的价值［J］. 中华放射学杂志，（8）：717-720.

［2］Michel F，Decavel P，Toussirot E，et al，2013. Piriformis muscle syndrome：Diagnostic criteria and treatment of a monocentric series of 250 patients［J］. Annals of Physical and Rehabilitation Medicine，56（5）：371-383.

［3］Rodrigue T，Hardy R W，2001. Diagnosis and treatment of piriformis syndrome［J］. Neurosurgery Clinics of North America，12（2）：311-319.